탄력 있는 몸의 완성

바디디자인

탄력 있는 몸의 완성

바디 디자인

탄력.있는.바디라인으로.가꿔주는.몸매.개선.프로그램

마리프랑스 바디디자이너 이정진 지음

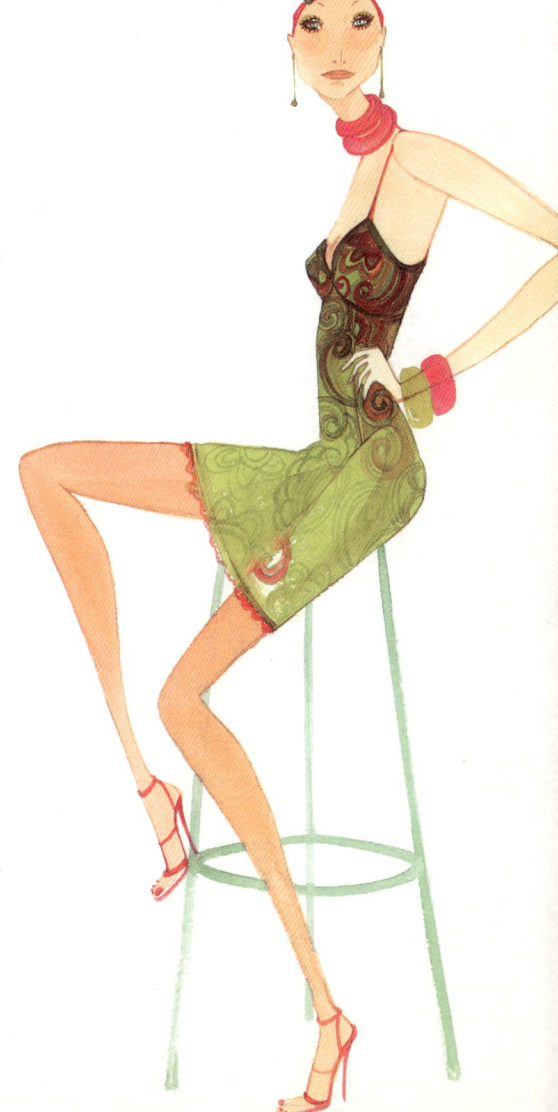

Human & Books

건강과 아름다움을 꿈꾸는 당신에게

시대가 바뀌어도 변함없는 여성들의 영원한 소망은 무엇일까? 그것은
아마도 좀더 아름다워지고 싶은 욕구일 것이다. 아름다워지고 싶은 여성
들의 원초적이고도 내밀한 욕망은 일생을 따라다닌다고 해도 과언이 아
니다. 어린 시절엔 예쁜 만화 주인공을 동경하고, 성인이 되면 여자 연예
인이나 길 가다 마주친 아름다운 여성을 보며 부러움 반, 자괴감 반으로
한숨을 내쉬게 된다. 또 좀더 나이가 들면, '곱게' 혹은 '우아하게' 늙고
싶다고 바란다. 최근에는 여성들의 욕구가 내면에만 머무르는 것이 아니
라 가시적으로 발산되는 양상을 띤다. 다이어트 열풍이나 점점 보편화되
고 있는 성형수술이 쉬운 예다. 거기에 최근에는 이른바 '얼짱' '몸짱'
신드롬으로까지 이어지고 있다.

그렇다면, 여성들이 그토록 성취하고자 하는 진정한 아름다움은 무엇일
까? 쌍꺼풀이 있으면 미인일까? 콧대가 오똑하다고 미인일까? 개인의
가치관에 따라 다르겠지만, 내가 생각하는 진짜 미인은 '건강 미인'이다.
아름다움(Beauty)과 건강(Health)을 겸비한 여성이 진정한 미인이다. 이

시대의 아름다운 주인공이 되고 싶은 사람이라면 아름다움의 개념부터 바르게 이해해야 한다. 우리가 추구해야 할 아름다움의 올바른 개념인 '건강 미인'은, 구체적으로 '외적 아름다움(美, Beauty)＋실제적 건강(健康, Health : 몸과 마음의 건강)'을 모두 갖춘 사람을 의미한다. 여기서 유의할 점은, 건강이 사람에게 가장 중요하다는 사실을 부정하지는 않지만, 그렇다고 건강하기만 하면 만사 해결이라는 식의 느슨한 개념은 아니라는 것이다. 즉, '건강 미인'은 '건강＝아름다움'이 아닌, '건강＋아름다움'의 의미로 받아들여야 한다. '건강 미인'은 동전과 같이 건강이라는 한 면과 아름다움이라는 또 다른 한 면이 합쳐져야 비로소 완전한 의미가 된다.

바디디자이너로서의 내가 추구하는 '건강 미인'은 아름다움이 곧 경쟁력으로 통하는 요즘 세상(반론의 여지는 있겠지만, 인정할 수밖에 없는 현실이다!)에 어울릴 만한 완벽한 여성이다. 이와 같은 '건강 미인'이 되기 위해서는 반드시 달성해야 할 두 가지 목표가 있다. 그것은 '탄력'과 '라인'이다. 탄력 있는 몸매와 곡선이 살아 있는 바디라인은 건강하지 않으면 성취할 수 없는 것이다. 여기에서 바로 '건강 미인'은 '몸매 미인'이라는 등식이 성립한다.

나는 이런 '몸매 미인'을 만들기 위해 매일매일 수많은 여성들과 상담을 하고, 그들에게 맞는 다양한 프로그램을 통하여 그들만의 바디라인을 찾아주는 일을 한다. 그런데 많은 여성들을 접하면서 나는 늘 공통된 안타까움을 느끼곤 했다. 대부분의 여성들이 몸매 만들기와 관련하여 잘못된 상식이나 고정관념을 가지고 있기 때문이다. 보잘것없는 풀 한 포기도 꽃을 피우기 위해서는 적당한 햇빛과 물, 흙과 바람이 필요하다. 이중 어느 하나도 결핍되거나 넘쳐선 안 된다. 우리들의 몸매 만들기도 마찬가지다. 어느 한 가지만으로는 충족되지 않는다.

그런데 우리 주위에는 ○○다이어트, △△식품 등의 이름으로 마치 그것 하나면 만병통치약처럼 모든 여성을 미인으로 만들 수 있을 것처럼 떠들어대는 광고와 제품들이 넘쳐나고 있다. 그리고 안타깝게도 수많은 여성들이 지푸라기라도 잡는 심정으로 이런 검증되지 않은 방법들을 덜컥덜컥 시도하고 있는 것이다. 이렇게 무리한 방법으로 몸매 만들기에 실패한 많은 여성들은 '그냥 생긴 대로 살지 뭐, 체질이 이런 걸 어쩌겠어' 하

며, 자신의 체질을 겸허히(?) 받아들이거나 조상 탓으로 돌리거나 자포
자기해버린다. 물론 사람마다 타고난 체질은 다르다. 그러나 체질 때문
에 '탄력 있는 몸매와 라인'이 안 만들어지는 것은 아니다. 문제는 자신
에게 맞는 적절한 관리법을 찾지 못했을 따름이다.

본문에 들어가기에 앞서 나는 이 글을 통해 '건강 미인'이라는 개념을 공
유하고자 했다. 그리하여 아름다움을 갈망하는 여성들이 체질과 환경을
탓하거나 자포자기하지 않고, 정말로 자신의 상황에 맞는 올바른 방법으
로 누구나 '탄력'과 '라인'을 만들어갈 수 있도록 효과적인 방법을 제시
하고자 한다.
여기에 핵심적으로 필요한 요소들을 8단계로 구분해 정리했다. 계단을
오르는 기분으로 차근차근 실행하면 놀라운 변화를 체험할 수 있을 것이
다. 바디 디자이너로서 지난 경험에 의하면, 수많은 여성들이 '탄력'과
'라인'을 만드는 데 실패하는 원인은 모두 이 8단계 안에 숨어 있다. 이
책을 통해 많은 여성들이 단계별로 자신의 문제점을 찾아내고, 자신만의
관리 방법을 계획하고 실행하여 성공을 거둔다면, 그것이 바로 이 책을
세상에 내놓는 보람일 것이다.

나는 여성들의 건강과 아름다움을 찾아주는 조언자인 '바디디자이너'이고, 나를 찾는 여성들에게 '탄력 있는 몸매와 아름다운 바디라인'을 만들어주는 이 일에 보람을 느낀다. 그러나 이것은 훌륭한 예술 작품을 감상하는 기쁨과는 차원이 다르다. 아름다운 몸매를 만듦으로써 건강과 삶의 활력을 되찾고, 자신감 넘치는 모습과 철저한 자기 관리로 사회적 성공과 행복한 삶을 성취한 여성들을 보는 것은 상상 이상의 보람을 안겨준다.

단언하건대 '건강 미인'은 만들어지는 것이다! 앞서 언급했듯이 '건강 미인'의 지표는 '탄력'과 '아름다운 라인'이다. '건강 미인'은 남과 다르게 태어난 것이 아니라, 남과 다르게 살아가고 있을 뿐이다. 다시 말해 아름다운 몸매는 타고나거나 그냥 얻어지는 것이 아니라 스스로 성취해야 하는 것이다.

아름다워지길 원하는 여성이여, 이 책을 펼쳐 들었다면 당신은 이미 '건강 미인' 만들기 성공 클럽에 가입한 것이다.

2004년 3월
바디디자이너 이 정 진

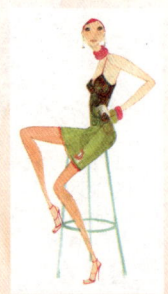

C.O.N.T.E.N.T.S

PART 01

•

라인이 예뻐져야 진짜 다이어트

Body Design

사람은 누구나 아름다움을 추구한다. 이러한 아름다움의 추구는 남녀 구분 없이 공통적인 관심사지만, 아무래도 여성들 쪽에서 좀더 현실적으로 이슈화되는 것이 보통이다. 예나 지금이나 많은 여성들에게 아름다움은 생명과도 같은 것이며, 때로는 자신을 아름답게 하기 위한 노력(단식, 성형수술 등)을 하다가 건강을 해치거나 심지어 목숨을 잃는 사례도 있다.

우리는 어린 여자아이에게 '예쁘게 생겼네'라며 칭찬의 말을 하고, 여자아이들은 그런 말을 들으면서 성장한다. 그 결과 여성들의 주 관심사는 '어떻게 하면 아름다워지는가?', '누가 더 아름다운가?' 등이 된다. 만화나 영화에서 주인공은 항상 늘씬한 미녀였고, 백마 탄 기사의 키스를 받는 공주는 늘 최고의 미녀였다. 그렇기에 여성의 머리에서 발끝까지 모든 것은 아름다움을 위한 것과 연결된다. 예를 들어 남성의 머리를 자르는 곳은 머리를 단순히 정리한다는 의미의 '이발소'지만, 여성의 머리를 손질하는 곳은 아름답게 한다는 의미의 '미용실'이다.

여성들이 아름다움을 추구하는 현상은 아무리 시대가 바뀌어도 변하지 않을 것이며, 오히려 더욱 강하고 적극적인 경향을 보일 것이다. '신체발부 수지부모'는 옛말이고, 방학이면 성형외과 병원은 여학생들로 문전성

시를 이룬다. 이렇게 성형수술에 대한 수요가 급속히 증가하자 의대생들이 가장 선호하는 전공 역시 성형외과가 되어버렸다. 여자 연예인들은 수없이 성형수술을 하고, 인터넷에서는 성형수술을 한 여자 연예인의 과거와 현재의 모습을 비교하거나 자연 미인과 성형 미인을 구분하기도 한다.

조사에 따르면 20대 여성 5명 중 1명이 성형수술을 받고 있으며, TV에서 자주 접하게 되는 성형 미인은 일반인의 성형수술 욕구를 자극한다고 한다. 연예인 사진을 들고 와서 심은하의 가늘고 자연스러운 쌍꺼풀, 채림의 오똑하면서도 끝이 동글동글한 코, 김현주의 도톰한 입술 등으로 자신의 모습을 바꿔달라는 사람들이 있다는 얘기도 이젠 진부하게 들릴 정도다. 아름다움에 대한 관심은 20~30대 여성들만의 전유물은 아니어서, 중년 부인들도 성형수술은 물론, 주름 제거 주사 '보톡스' 정도는 누구나 알고 있는 시대가 되었다.

그렇다면 우리가 말하는 진정한 아름다움이란 무엇일까?
유명한 노래 가사 중 '얼굴이 예쁘다고 여자냐? 마음이 고와야 여자지!'라는 구절이 있다. 시대와 지역을 불문하고 외적인 아름다움보다는 내적인 아름다움을 소중히 생각하고 가꿔야 한다는 것이 만고의 진리다. 그러나 이러한 생각이 외모의 관리를 소홀히 해도 된다는 것으로 잘못 해석되어서는 안 될 것이다.

외적인 아름다움에도 등급이 있다. 눈이 아름다운 사람이 진짜 미인일까, 아니면 코가 아름다운 사람이 진짜 미인일까? 사람마다 각기 다른 주장을 하겠지만, 가장 중요한 것은 분명 탄력 있는 몸매다.

성형 미인을 볼 때 순간적으로는 예쁘다고 생각하면서도 뭔가 자연스럽지 않게 느껴지는 것은 바로 몸매의 라인과 탄력 때문이다. 그리 예쁜 얼굴도 아니고 화장기 하나 없는데도 젊은 여자가 매력적으로 느껴진 경험이 있을 것이다. 그 이유는 무엇일까? 바로 몸매의 살아 있는 곡선과 탄력에서 풍기는 생기발랄함 때문이다. 그러기에 요즘은 미스코리아보다 슈퍼모델이 인기가 높다.

이제는 얼굴 미인보다는 몸매 미인의 시대다. 아니, 원초적으로 사람은 '탄력'에 이끌리게 태어났는지도 모른다. 뭔가 탄력 있는 것에서 생기를 느끼고 활력을 얻는다. 시장에서 야채나 생선을 고를 때도 신선하고 탄력 있는 것에 눈길이 가는 것은 당연한 이치다. 그림 속의 미인보다는 사진 속의 미인이, 사진 속의 미인보다는 실제 미인이 더 아름답게 느껴지는 것은 '탄력 있는 몸매가 얼마나 가깝게 느껴지는가'의 차이일 것이다.

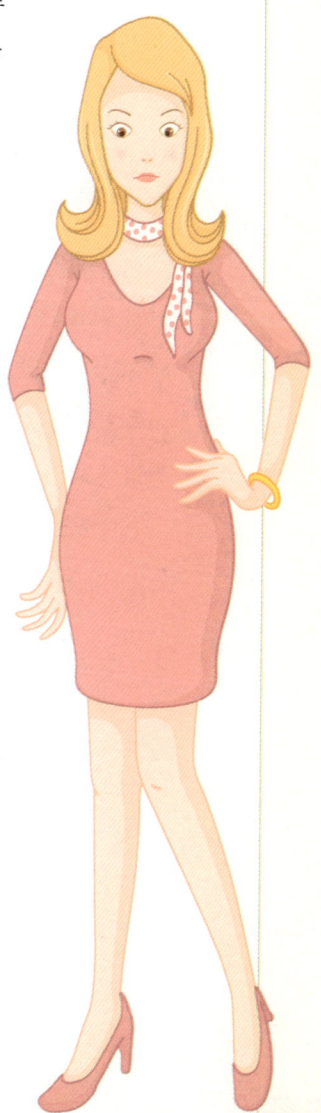

몸매의 탄력은 좁은 의미로는 지방층이 없고 근육층과 수분이 적절히 조화된 탄력 있는 피부를 생각할 수 있지만, 좀더 넓게 생각해보면 탄력 있는 피부를 가질 때 나타나는 몸매의 곡선을 의미한다. 그래서 우리는 '탄력 있는 몸매' 라는 말을 사용한다. 가령 보디빌딩을 열심히 한 여성의 몸은 근육층이 발달하여 탄력이 상당할 것이다. 그러나 여성의 입장에서 볼 때 그것은 바람직한 탄력이 아니다. 여성만의 곡선이 살아나지 않기 때문이다. 아름다움을 전제로 한 탄력은 분명히 몸매의 라인을 보기 좋게 살릴 수 있는가가 관건이다.

어찌 보면 탄력 있는 몸매를 주창하는 사람은 자연주의자고, 순수주의자다. 신체의 다른 부위, 예를 들어 쌍꺼풀 같은 경우는 매일매일 노력한다고 해서 없던 쌍꺼풀이 생기지는 않는다. 성형수술이라는 인위적인 방법밖에 없는 것이다. 물론 지방흡입술 같은 극단적인 방법을 시도하는 사람들도 있지만, 정말 탄력 있는 몸매는 근본적으로 자연스럽고 순리적인 노력으로써만 달성될 수 있다. 그러므로 탄력 있는 몸매를 가진 사람이 진정한 자연 미인이다.

그런데 아직도 잘못된 방향으로 아름다움을 추구하는 바보 같은 사람들
이 있다. 많은 여성들이 점점 성형을 동경하고, 성형 미인이 되어가고 있
는 것이다. 여성들이 외모를 가꾸는 데는 화장과 옷 등으로 자신의 스타
일을 연출하는 방법, 성형수술 등으로 얼굴을 고치는 방법 등이 있다. 이
중 화장과 옷 등에 의한 스타일 연출법은 보조적인 방법으로, 크게 문제
가 되지 않는다. 그러나 좀더 적극적인 방법인 성형수술, 단식, 약물요법
등은 때로 심각한 부작용을 일으켜 문제가 되기도 한다.

성형외과에서 시행하는 미용 목적의 성형수술은 예전에 비해 종류가 많
이 늘었다. 몇 년 전만 해도 성형수술 하면 쌍꺼풀이나 코 높이기, 유방
확대 등이 대부분이었다. 하지만 이제는 사각턱과 주걱턱 교정, 종아리
성형, 광대뼈 깎기, 주름과 지방 제거 등 복잡한 수술은 물론이고 섹시한
외모를 위해 입술을 도톰하게 하거나, 인상을 좋게 하기 위해 이마를 넓
히거나, 눈매가 또렷해 보이도록 눈머리를 절개하는 등 다양한 수술이
이루어지고 있다.

하지만 아무리 의학이 발달했다 하더라도, 사람의 몸에 칼을 대는 성형
수술의 부작용을 완전히 배제할 수는 없다. 일전에 TV에서 전신 마취를

하고 지방흡입과 유방 수술을 하는 모습이 방영되었는데, 그 과정이 무척 끔찍했다. 또 성형수술을 잘못 받아 식물인간이 된 가수 지망생 백댄서의 모습은 아직도 잊을 수 없다.

최근에는 몸매 관리 측면에서 지방흡입술 등이 빈번하게 시행되고 있는데, 실제로 내가 만난 고객 중 상당수가 지방흡입술을 받은 경험이 있었다. 그들 중 대부분은 인위적인 방법으로 체형을 바꾸려 했다는 데 대해 후회를 했고, 자연스러운 체형 관리를 원하여 전문 센터를 방문한 것이었다.

기억에 남는 고객 한 분은 하체 비만으로 고민하다 허벅지와 종아리에 지방흡입술을 받았다. 그런데 이후 하체의 혈액과 림프 순환이 원활하게 이루어지지 않아, 나를 찾아올 당시 심각한 상체 비만과 스트레스로 인한 탈모 현상으로 고생하고 있었다. 지방흡입술은 혈관과 신경조직이 같이 존재하는 지방층을 휘저어서 파괴시킨 후 지방을 빨아들이는 방법인데, 그로 인해 출혈이나 혈전증, 쇼크, 저림 현상 등 여러 가지 합병증을 초래할 수 있다.

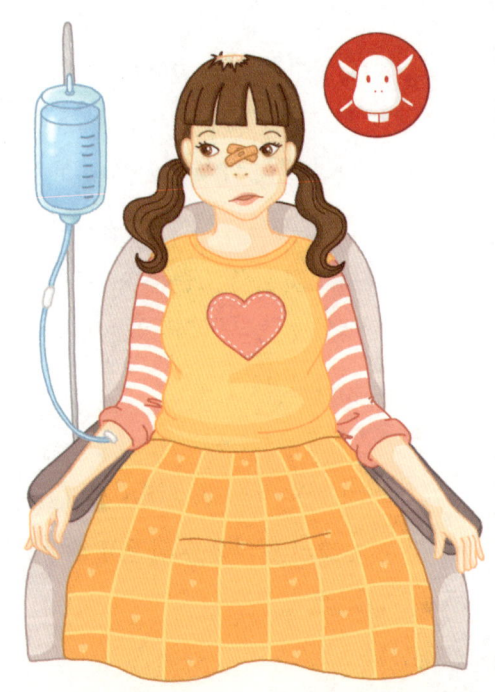

체중을 감량하려고 약물요법을 사용하는 여성도 있다. 여기에 사용되는 대표적인 약물이 지방 흡수 억제제다. 지방 흡수 억제제는 섭취 지방의 70%만 흡수하고 나머지는 배출시키는 작용을 하나, 섭취자가 심리적으로 약물에 의지하게 되어 약을 복용하기 전보다 많은 양의 지방

식품을 섭취하는 사례가 빈번하다. 또한 식품이 아닌 약물을 섭취하는 것은 당연히 부작용을 유발할 가능성이 있어, 평생 먹을 수는 없는 일이다.

식이요법과 관련해서는 정확한 지식 없이 무작정 굶고 보자는 식으로 단식을 하면, 근육의 수분량이 감소하고 기초대사율이 저하되어 요요 현상이 일어날 수 있다. 또 한 가지 음식만 먹는 원 푸드 다이어트(one food diet)도 건강을 해치고 요요 현상이 심하게 나타날 수 있으므로 삼가는 것이 좋다.

앞서 이야기한 대로 나는 아름다워지기 위해 가장 중요한 것은 '몸매 관리'라고 생각한다. 몸매를 관리하는 것은 단순히 외모를 아름답게 가꾼다는 것 이상의 의미가 있다. 예를 들어, 성형수술은 건강상의 문제와 직결되지 않지만, 몸매 관리는 외모를 가꾸는 것 외에 건강까지 관리할 수 있어 더욱 소중하다.

건강은 잃기는 쉽지만, 되찾긴 힘들다. 나를 찾아오는 고객들을 살펴봐도 건강한 몸매를 추구하는 욕구가 높아지고 있음을 쉽게 알 수 있는데, 실제로 고객 중 60% 이상이 정상 체중의 여성들이다. 이들은 자신의 몸이 뚱뚱해서가 아니라 탄력 있고 건강한 몸매를 지속적으로 유지하기 위해서 매일매일 노력하고 있는 것이다.

건강 미인이라는 말이 있듯이 아름다움과 건강은 동전의 양면과 같다. 즉, 아름다움은 건강이 반드시 수반되어야 하고, 시각적으로 아름답게 보일 수 있을 때 참으로 건강한 것이다.

세계보건기구(WHO)는 "건강이란 질병이 없거나 허약하지 않은 것만 말하는 것이 아니라, 신체적 · 정신적 · 사회적으로 완전히 안녕한 상태에 놓여 있는 것"이라고 정의하고 있다. 건강한 몸매 역시 좁게는 신체의 형태적 요소가 적절한지 여부로 나타낼 수 있다. 비만이 각종 질병을 초래하므로, 신장과 체중의 균형을 기초로 한 BMI지수(Body Mass Index : 체질량 지수)를 사용한다. BMI지수는 '체중(kg)÷신장(m)²'으로 계산하는데, BMI지수가 22인 사람이 건강하게 오래 산다는 이론을 기초로 국제적으로 통용되고 있다.

$$BMI지수 = \frac{체중(kg)}{신장(m)^2}$$

구분	BMI지수
저체중	18.5 미만
정상	18.5~24.9
과체중	25~29.9
비만	30 이상

예를 들어 체중 52kg에 신장이 160cm인 여성이라면 이 사람의 BMI지수는 20.3으로 건강한 편에 속한다고 할 수 있다. 그러나 신체의 건강 상태를 정확하게 알려면 종합적인 체력 부문에 대한 측정도 필요하며, BMI지수만으로 모든 것을 설명할 수는 없다.

넓은 의미의 건강한 몸매는 정신적인 건강과 생활 습관, 사회 생활에서의 적극적인 성취까지 고려해서 판단되어야 한다. 나는 이와 같은 신체적 · 정신적 · 사회적 건강이 우리 몸의 탄력과 몸매의 라인을 통해서 나타난다고 믿는다. 따라서 이에 따른 몸매의 정도를 H & B지수(Health & Beauty Index : 건강미인지수)를 통해 설명하고자 한다. 이 부분은 3부의 〈2단계 : 측정하기〉(p.70)에서 자세히 설명하기로 한다.

몸매가
무너지면
월급도
무너진다?

월급이 반드시 그 사람의 가치와 능력에 부합한다고 할 수는 없다. 직장 생활에서 노동의 대가로 급여 외에도 자기 만족이나 성취욕 등을 통해 보상받을 수도 있는 일이다. 그러나 같은 조건이라면 월급을 더 많이 받고 싶은 것이 평범한 직장인들의 한결같은 마음일 것이다.

월급과 직원의 몸매 사이에 연관성이 있다고 하면 사람들은 대부분 의아해한다. 직장 생활에서 가장 중요한 것은 일을 잘하는 것이고, 월급이란 그 사람이 일한 대가로 받는 것이다. 사실 일반 직장에서 일을 열심히 하는 사람이 지난달보다 체중이 늘었다고 해서 월급을 적게 받는 경우는 발생하지 않을 것이다. 그런데 미국 코넬 대학에서 조사한 바에 따르면 재미있는 사실을 발견할 수 있다.

직장 여성 1500여 명을 대상으로 급여 실태를 조사한 결과, 날씬한 여성이 뚱뚱한 여성보다 급료가 평균 7% 높은 것으로 나타났다. 이 조사팀의 리더는 비만 여성들이 정상 체중의 여성들보다 급료가 적은 것에 대해 "뚱뚱한 여성은 이런저런 병으로 결근하는 경우가 많고, 또 이들은 높은 급료보다는 건강보험 혜택이 많은 일자리를 선호하는 경향이 있기 때문"이라고 전했다. 물론 이는 우리나라의 사례가 아니고, 전체적인 현상을

26 ● 탄력 있는 몸의 완성 바디디자인

설명하기에는 부족한 면이 있는 것이 사실이다.

하지만 이왕이면 다홍치마라고 하지 않던가. 외모가 주는 호감이 사회적으로 성공하는 데 더 많은 기회를 부여한다는 점을 제외한다 해도 문제는 많다. 일단 몸이 뚱뚱해지면 질병에 걸릴 확률이 높아지고, 능률적인 신체 활동에 무리가 있으며, 업무 의욕도 저하된다. 그로 인해 직장 생활에서 비효율적인 시간이 발생하고, 업무 성과도 상당 부분 떨어지는 것이다. 업무 성과가 떨어지면 그 사람에게 줄 수 있는 보상인 월급이 적어지는 것은 당연하고, 다른 사회적 성공의 기회도 줄어들게 된다.

결국 당신의 몸매가 무너지는 순간 당장 보이는 월급봉투의 두께는 물론, 사회적 성공의 가능성마저 심각한 타격을 받을 수밖에 없다.

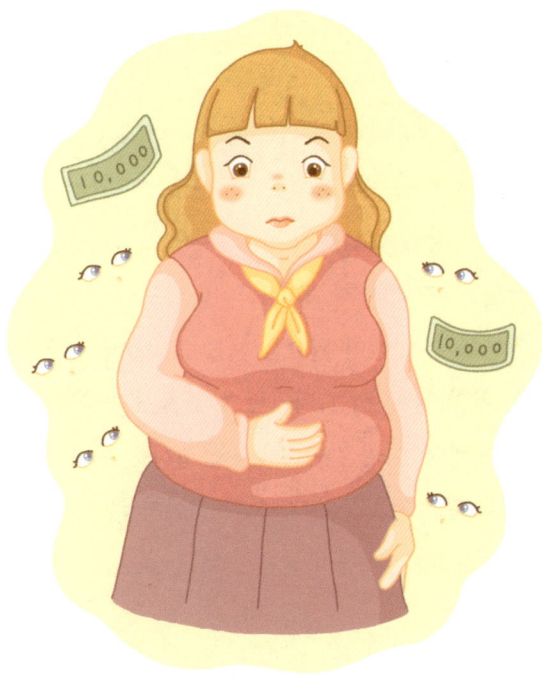

요즘 가장 대중적인 패션 아이템을 하나 꼽으라면 아마도 청바지일 것이
다. 청바지는 장소와 계절에 관계없이 편안하게 입을 수 있는 옷이다. 몸
에 꽉 달라붙는 청바지를 입는 사람들도 있지만, 넉넉하고 편안하게 입
는 것이 청바지의 특징이라 할 수 있다. 그런데 몸매 관리 차원에서 볼
때, 이러한 청바지는 몸매를 망가뜨리는 주범이라는 극단적인 결론에 다
다른다. 몸에 꽉 조이는 옷은 땀이 증발하는 것을 방해하고, 몸에 스트레
스를 주어 신진대사에 악영향을 미칠 수도 있다. 그렇다고 넉넉한 옷, 편
안한 옷만 찾다가는 몸매 관리에 큰 방해 요소로 작용할 가능성이 높다.

예를 들어 중국의 전족纏足을 생각해보자. 작은 발이 미인의 조건이라 하
여 남송 무렵부터 유행한 이 풍습은 여아의 엄지발가락 이외의 발가락을
발바닥 방향으로 접어넣듯 헝겊으로 동여매서 자라지 못하게 했다. 또 중
국 산악 지역의 한 부족은 어려서부터 미의 상징으로 여성의 목에 링을
착용하여, 어른이 되었을 때는 기린처럼 목이 길어진 경우도 있다. 일본
과 우리나라에서는 아크릴 상자에 수박을 키워 네모난 수박을 생산해내
기도 했다. 이와 같이 활동·성장하는 유기체는 외부의 자극에 따라 형태
에 많은 영향을 받는다. 유기체는 자극이 없는 곳으로 움직이려는 성질이
있기 때문이다. 물이 높은 곳에서 낮은 곳으로 흐르는 것처럼 말이다.

따라서 인간의 몸, 특히 몸매를 무너뜨리는 주범 중의 하나인 지방의 축적도 자극이 없는 신체 부위(복부, 허벅지, 엉덩이, 팔뚝 등)에서 이루어지기 쉬우며, 신체의 자극이 없다면 지방의 축적은 가속화된다. 체형 보정을 위한 이른바 기능성 속옷들의 근본 원리는 이러한 현상에 기초를 두고 있는 것이다.

이와 같은 신체적·물리적 이유뿐만 아니라, 심리적인 측면에서도 헐렁한 옷보다는 자신의 몸에 맞는 옷을 입는 것이 좋다. 자기 몸이 원하지 않는 방향으로 변하고 있다는 것을 느끼면, 심리적으로 경각심을 갖게 되어 몸매 관리를 위해 노력하는 계기가 될 수 있다는 말이다. 이처럼 몸매 관리에 있어 체형 유지와 자신의 상태를 확인할 수 있는 측정 도구로서 옷의 기능은 매우 중요하다.

현대인은 누구나 분주하다. 주부든 직장인이든, 각자 자신의 일상에서 바쁜 하루를 보내고 있다. 그러다 어느 날 갑자기 전에 입던 옷이 몸에 맞지 않는 걸 발견하고는, 뒤늦게 자기 몸매의 심각성을 고민하게 된다.

주부들의 경우를 살펴보자. 아침부터 저녁까지 정신없이 집안일을 하고, 아이들과 씨름하며 하루를 보낸다. 거의 모든 시간을 집 안에서 보내고 외출이라야 동네 슈퍼마켓이나 인근 상가가 전부다.

굳이 정장을 입을 일도 없고, 집안일을 하거나 아이들을 돌보는 데 편한 것을 생각하다 보니 활동하기 쉬운 옷을 입고 지낸다. 이른바 동네 패션, 가정 패션의 꾸밈없는 상태로. 그러는 사이에 우리의 몸매를 망가뜨리는 무서운 적군인 지방이 슬슬 자신의 영토를 확장하기 시작한다. 복부로, 허벅지로, 팔뚝으로….

어느 날, 부부 동반 모임이나 동창회에 참석하려고 오랜만에 처녀 적 옷을 입어보고는 어림도 없이 꼭 끼는 허리에 절망하게 되는 것이다. 변해버린 자신의 모습에 이유 없이 화가 나기도 한다.

직장인의 경우를 살펴보자. 직장인은 매일 출근하고 사람들을 만나므로 전업 주부와는 다른 패턴의 일상을 보낸다고 할 수 있다. 그러나 회사에서 많은 스트레스를 받고, 야근과 불규칙한 생활 등에 쫓기다 보면 자신의 몸 상태를 측정하고 관리하기가 주부만큼이나 어려운 것이 현실이다.

체중이 늘어나는 것은 한순간이지만 줄이는 데는 한평생이 걸린다. 몸매 역시 마찬가지다. 한번 망가진 바디라인을 다시 살리기 위해서는 조각가가 작품을 만들 때처럼 세심하고 정성 어린 노력이 필요하다.

건강은 건강할 때 지켜야 하듯, 몸매와 체중도 무너지기 전에 관리해야
한다. 그러기 위해서는 늘 자기 몸 상태를 체크해야 한다. 하지만 불행하
게도 현대인들은 여러 가지 이유로 자기 몸 상태를 매일매일 확인할 여
유가 없다. 그래서 현재 상태를 기준으로 하여 옷으로 몸의 상태를 맞춰
(측정해) 보는 것이 필요하다. 자신도 모르는 새 몸에 지방이 늘어가고,
몸매가 원하지 않는 방향으로 변해가는 것을 그때그때 확인하여 관리할
수 있는 지표로서 말이다.

청바지나 박스 티셔츠, 남방 등 헐렁한 옷이 잘 어울리는 여자가 되어선
안 된다. 편안한 옷 속 여기저기에 우리의 적군인 지방을 숨겨둔 여자가
되어선 안 된다는 말이다. 몸매의 라인을 감추는 옷들, 즉 편안하게 입는
청바지, 박스형 티셔츠나 남방 등은 이제 버려라! 과감하게 몸매 라인을
드러낼 수 있는 옷들을 준비하자. 그리고 미니스커트가 잘 어울리는 여
자가 되자.

그러면 옷장 속에 있는 옷들을 꺼내어 자신의 몸매가 무너지기 쉬운 형
인지, 몸매를 잘 유지할 수 있는 형인지 평가해보자. 먼저 우리가 평소
(혹은 출근시) 즐겨 입을 만한 옷의 종류를 생각해보면, 다음과 같다.

A타입 | 민소매 옷, 타이트한 블라우스, 망사 외투, 탱크톱, 핫팬츠, 미니
스커트, 타이트한 청바지, 타이트한 9부 바지, 흰색이나 원색 계
열 옷

B타입 | 힙합 바지, 넉넉한 7부 바지, 박스 티셔츠, 엉덩이를 덮는 웃옷,
검은색이나 회색 등 탁한 색의 옷

겨 울

A타입 | 타이트한 정장 재킷, 타이트한 9부 바지, A라인 정장 스커트, H
라인 정장 스커트, 청치마, 흰색이나 원색 계열 옷

B타입 | 롱 스커트, 월남치마, 품이 넓은 카디건, 헐렁한 캐주얼 재킷, 넉
넉한 7부 바지, 넉넉한 10부 바지, 검은색이나 회색 등 탁한 색
의 옷

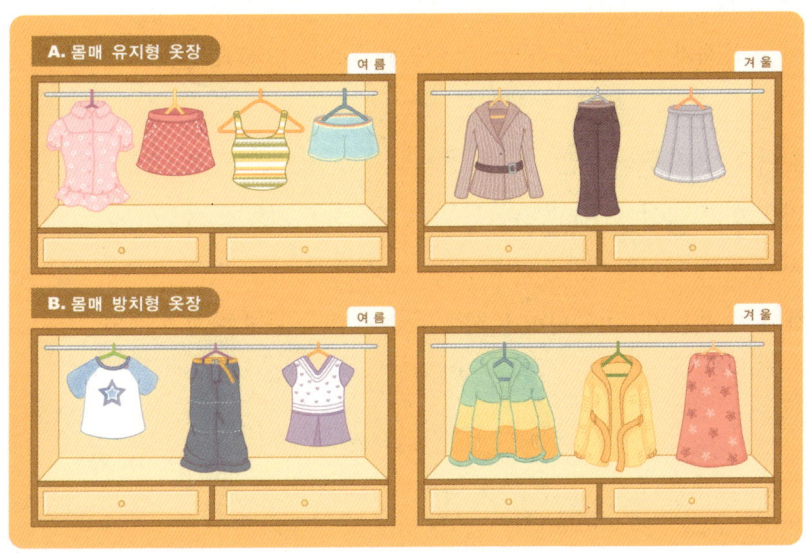

당신은 A타입의 옷이 많은가, 아니면 B타입의 옷이 많은가? A타입의 옷이 많다면 당신은 비교적 몸매를 잘 유지할 수 있는 형이다. 반대로 B타입의 옷이 많다면 당신의 몸매는 자기도 모르는 사이에 슬금슬금 무너져버릴 것이다. 긴장하라.

자, 이제는 옷들을 꺼내어 직접 입어보고 자신의 몸을 평가해보자. 어떤 옷을 입더라도 예전처럼 잘 맞고 어울린다면 더할 나위 없지만, 비싸게 주고 산 옷들이 맞지 않아 그냥 잠자고 있다면 자신의 몸매를 심각하게 고민해봐야 한다.

먼저 예전에 입던 바지를 입어보자. 예전처럼 잘 맞는가? 그렇다면 당신은 몸매 관리를 잘한 것이다. 가까스로 입기는 했는데, 허리의 단추가 채워지지 않는가? 어느새 당신은 아랫배와 엉덩이에 군살이 붙어 라인이 무너져버린 것이다. 예전에 잘 맞던 바지가 허벅지에 걸려 입을 수가 없다면 정말 최악의 경우다. 당신의 몸매는 최소 3kg, 2인치 이상의 변화가 있었다. 건강에도 문제가 있을 것이다. 당장 몸매 관리에 돌입하라.

다음은 상체 점검이다. 블라우스를 입어보자. 겨우 단추를 채웠는데, 단추와 단추 사이가 벌어져 속살이 훤히 드러나는가? 겨드랑이 사이가 꽉 끼어서 옷이 터지기 일보 직전인가? 반소매 블라우스라면, 불어난 팔뚝살로 소매와 어깨가 꽉 끼는가? 그렇다면 역시 심각하게 몸매 관리를 고려해야 한다.

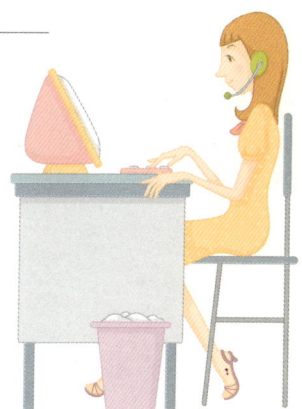

몸매를 망치는 직장인의 하루 일과

평범한 사무직 여성

분 류	사무직, 은행원, 고객 상담직
특 징	아침 일찍 출근하고, 하루 종일 자리에 앉아서 근무한다. 업무는 물론, 고객 때문에 받는 스트레스가 많다. 점심식사는 비교적 규칙적이나 오전, 오후에 간식을 먹는 경우가 많다.
문제점	아침 거르기(폭식 우려), 오래 앉아 있기(혈액 순환 문제) 빈번한 간식(열량 섭취 과다), 회식(열량 섭취 과다)

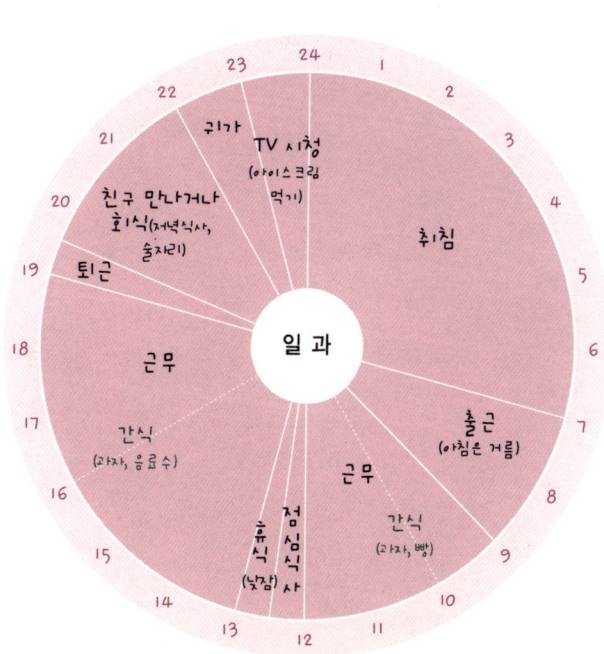

일 과

24 1 2 3 4 5 6 7 8 9 10 11 12 13 14 15 16 17 18 19 20 21 22 23

TV 시청
(아이스크림 먹기)

귀가

친구 만나거나
회식(저녁식사,
술자리)

퇴근

근무

간식
(과자, 음료수)

취침

출근
(아침은 거름)

근무

간식
(과자, 빵)

점심식사

휴식
(낮잠)

야근 잦은 전문직 여성

분 류	프로그래머, 디자이너, 간호사, 의사
특 징	규칙적으로 야근을 하는 직업도 있으나, 일이 많아지면 갑작스럽게 야근을 하는 경우가 많다. 출퇴근도 일정하지 않고, 숙면을 취하기가 어렵다. 식사가 불규칙하며, 늦은 밤 야식을 먹는 경우가 많다.
문제점	아침 거르기(폭식 우려), 빈번한 야식(열량 섭취 과다) 불규칙한 식사(지방 축적 증가)

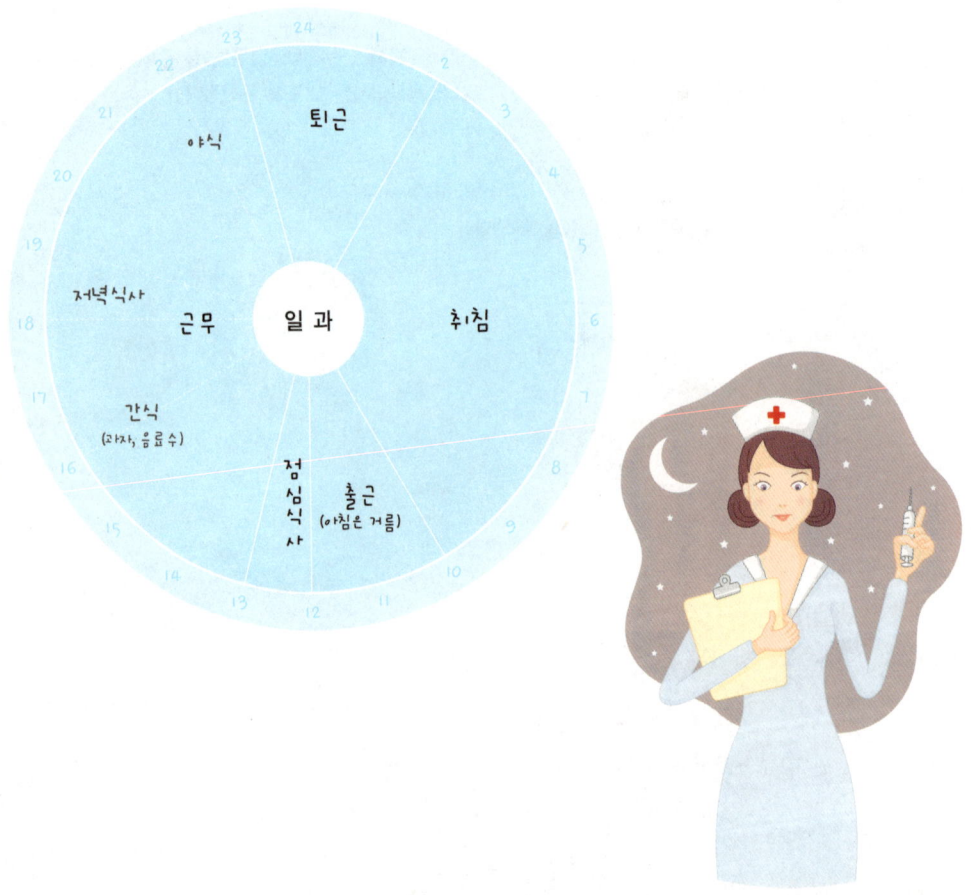

활동적인 외근직 여성

분 류	영업직, 사업가
특 징	사람을 만나러 외부로 많이 다닌다. 상담이나 회의도 많다. 때로는 점심식사를 혼자 하는 경우도 있으며, 가급적 빨리 먹는 편이다. 회의나 상담 때마다 마시는 커피도 한두 잔이 아니다.
문제점	아침 거르기(폭식 우려), 빈번한 커피(열량 섭취 과다) 빠른 식사(인슐린 분비 증가), 회식(열량 섭취 과다)

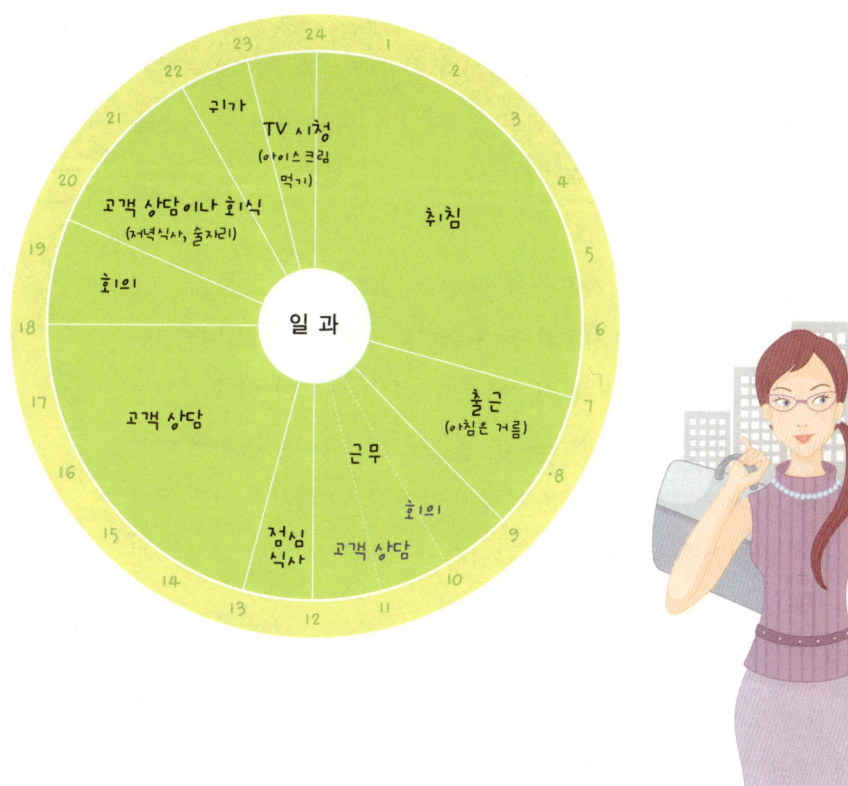

사람은 태어나서 보통 70~80년을 살다가 질병이나 사고, 노환으로 죽음
을 맞는다. 젊었을 때는 잘 느끼지 못하지만 중년을 지나 노년으로 접어
들면서 각종 성인병 등의 건강 질환 때문에 고생하고, 그에 따른 의료비
지출은 끊임없이 증가한다. 따라서 노후까지 건강한 삶을 유지하는 것은
곧 돈을 버는 일이고, 더없는 축복이라 할 수 있다. 이를 위해서 '헬스테
크(Health – Tech)'라는 개념이 등장한다.

헬스테크란 무엇일까? 젊은 시절 노후를 위한 재테크로 여유 자금을 보
험이나 적금 등에 투자하는 경우와 몸매 관리를 위해 꾸준히 몸을 단련
하는 비용으로 소비하는 경우를 비교해보라. 어느 쪽이 더 현명한 것일
까? 후자의 경우를 선택했다면, 당신은 헬스테크의 의미를 정확히 이해
하는 사람이다. 헬스테크의 기본은 몸매 관리다. 몸매 관리를 위해 돈과
시간을 들이는 것은 돈을 쓰는 것이 아니라, 헬스테크를 통해 건전한 자
산을 늘려가는 현명하고 가장 확실한 투자다.

살면서 한 번도 아프지 않은 사람은 없을 것이다. 보건사회연구소의 조
사 결과, 평균 수명을 80세로 가정하여 우리 국민의 의료비를 산출하면 1
인당 평생 의료비는 6313만원이 드는 것으로 나타났다. 정말 어마어마한

금액이다. 4인 가족을 기준으로 하면 한 가정이 평생 약 2억 5000만원의 의료비를 부담하는 것이다. 물론 평균치에 의한 금액이다 보니 피부에 와 닿지 않을 수 있다. 하지만 나이가 들수록 확률적으로 당뇨, 고혈압, 심장 질환 등 만성 질환이나 암에 걸릴 위험이 높아지고, 그로 인한 의료비 지출이 급증한다는 점은 부인할 수 없을 것이다.

조사에 따르면 70~74세 의료비는 20~24세 의료비의 6.8배에 달하며, 우리나라 사람들은 60~80세에 평생 의료비의 절반에 가까운 3154만원을 지출한다. 봉급 생활자들이 평균적으로 58세 전후에 경제 활동을 거의 할 수 없음을 감안하면, 이때부터 아무런 근로 소득 없이 죽을 때까지 매달 약 13만원의 의료비가 지출된다는 계산이다.

앞서 얘기한 대로 노후를 위해 개인연금 등에 투자하는 것과 몸매 관리 등 건강 관리에 투자하는 것 중 어느 것이 효과적인지 비교해 보자. 간단한 비교를 위해 50세 여성을 기준으로 알아보자. 노후 대비를 위해 은행권의 개인연금신탁에 가입, 매달 10만원씩 10년간 적립(수익률 5% 기준)했을 때, 이 사

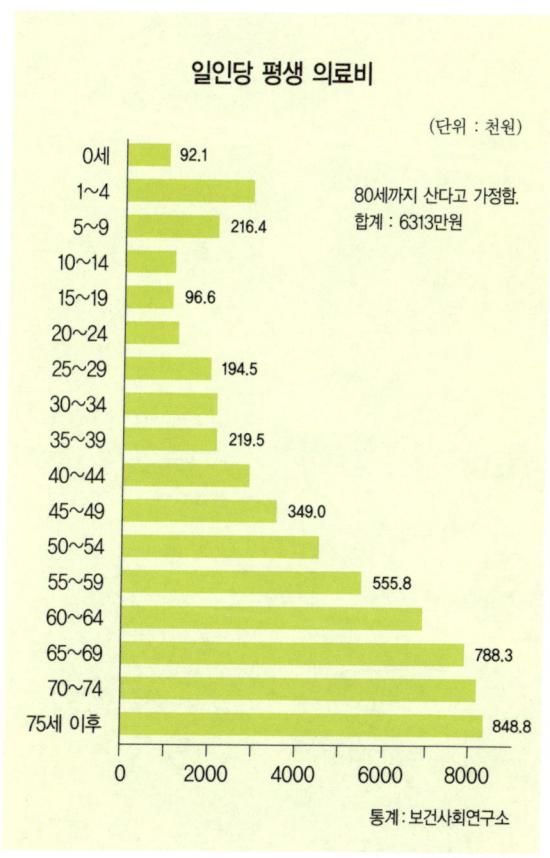

일인당 평생 의료비

(단위 : 천원)

나이	의료비
0세	92.1
1~4	
5~9	216.4
10~14	
15~19	96.6
20~24	
25~29	194.5
30~34	
35~39	219.5
40~44	
45~49	349.0
50~54	
55~59	555.8
60~64	
65~69	788.3
70~74	
75세 이후	848.8

80세까지 산다고 가정함.
합계 : 6313만원

통계 : 보건사회연구소

람은 60세부터 10년간 매달 약 16만 4000원을 지급받게 된다. 월 평균 예상 의료비 지출액 13만원과 비교하면, 겨우 의료비를 충당하는 정도다.

그러나 만약 이 여성이 매달 10만원을 몸매 관리 등 건강을 위해 사용했다면 어떻게 되었을까? 10년 후에 그녀는 성인병과 기타 질환에 걸릴 확률이 줄어들어 의료비 지출이 적을 것은 물론이며, 경제 활동을 하는 동안에도 건강한 몸으로 훨씬 오래 일하여 더 많은 돈을 벌 수 있을 것이다. 몸이 건강하니 찌푸리지 않고, 가족들에게 근심을 끼치지 않으며 행복하게 살 수 있는 무형의 효과까지 감안한다면 어느 것이 옳은 투자인지 분명해질 것이다.

당신이 하루 한 시간의 노력과 적당한 비용으로 뱃살을 1인치 줄일 수 있다면, 그리고 체중을 2kg 줄일 수 있다면 당신은 수익률 높은 상품에 투자하여 성공하는 부자가 되는 셈이다. 물려받은 재산이 많아 쉽게 부자가 된 사람이 자기 관리를 못해 알거지가 된 후에야 과거를 후회하듯이, 건강하고 훌륭한 몸매를 태어난 사람도 관리를 소홀히 하여 점차 돌아올 수 없는 비만의 강을 건너고 마는 사례가 허다하다.

아름답고 탄력 있는 몸매를 만들기 위해서 평상시 꾸준히 노력해야 한다는 것은 아무리 강조해도 지나치지 않다. 당신이 말기 암 환자라고 가정해보자. 아마 다른 생활은 모두 포기하고 치료에만 전념해야 할 것이다. '조금만 일찍 발견했다면…' 하는 뒤늦은 후회를 연발하며.

탄력 있는 몸매도 마찬가지다. 건강한 몸매를 유지할 때부터 관리하면 조금만 노력해도 힘들지 않게 탄력 있는 몸매를 유지할 수 있다. 하지만 몸매 관리를 하루 소홀히 하면 두 배, 일주일을 거르면 일곱 배, 한 달을 거르면 서른 배 이상의 노력이 필요한 것이다.

PART 02
•
건강 미인 만들기

Body Design

누군가 한국 사회에서 아줌마는 남성도 여성도 아닌 제3의 성이라고 했다. 그렇게 말하는 내면에는 아줌마라는 집단에 대한 부정적 의미와 긍정적 의미가 모두 함축되어 있는 것 같다. 여성이 성인이 되어 불리는 호칭은 크게 3단계로 나뉜다. 아가씨→아줌마→할머니. 이렇게 구분해서 부르는 데는 여러 가지 이유가 있지만, 분명히 몸매의 형태가 다름을 암시하고 있다는 느낌이 든다.

아름다운 몸매를 만드는 과정에서 우리 사회의 이러한 호칭 구분은 그리 반가운 일이 아니다. 예를 들어, 여성들이 이른바 아줌마가 되었을 때 '내가 아줌마가 되었으니 아가씨 때보다 몸매 관리에 더욱 신경을 써야겠구나' 하고 긴장하기보다는 '나도 이젠 아줌마니 몸매가 무너지는 건 당연하지. 몸매의 탄력이 떨어지는 건 거역할 수 없는 자연의 섭리야' 라며 체념하고 수수방관하게 되는 것이다.

반대로 미시(Missy)라는 말은 상당히 고무적이다. 비록 결혼을 하여 아이를 낳고 아줌마가 되었지만, 외모나 몸매 관리 측면에서는 아가씨와 다를 바 없게, 아니 그 이상의 노력을 해야 한다는 의무와 권리를 강하게 암시하는 말이기 때문이다. 몸매 관리는 동전의 양면처럼 건강 관리와 아름다움과 직결되므로, 측정할 수는 없지만 '미시' 라는 말이 우리 사회에서 유행하기 시작한 이후 우리나라 여성들의 수명과 행복지수도 늘어났을 것이다.

요즘은 아줌마들도 몸매를 더욱 탄력 있게 만들고, 몸매의 라인을 살리기 위해 노력하는 경우가 많아졌고, 그 결과 아가씨들보다 훌륭한 몸매로 변신하기도 한다. 앞으로 얘기할 몸매 관리의 방향은 이처럼 아가씨들만의 전유물이 아니라 아가씨, 아줌마, 할머니 등 '모든 여성들의 탄력 있는 몸매 만들기, 아름다운 바디라인을 만들고 유지하기' 에 초점이 맞춰질 것이다.
그럼 몇몇 스타들의 이유 있는 반란을 보면서, 탄력 있는 몸매 만들기에 동참해보자.

미식가 DJ A씨의 환상적인 몸매 변신

탄력 있는 몸매 관리와 관련하여 요즘 최고의 이슈로 떠오르는 사람은 단연 탤런트 겸 DJ로 활동하고 있는 A씨다. 그녀는 무려 12kg을 감량했을 뿐만 아니라, 탄력 또한 20대 몸매처럼 유지할 수 있게 되었다.

평소 미식가로 소문난 A씨는 유명한 맛집들을 많이 알고 있어 요리 전문 프로그램의 MC를 맡기도 하고, 요리책을 출판하기도 했다. 워낙 맛있는 음식을 즐겨 먹지만, 이렇게 활동하면서 자의 반 타의 반으로 슬금슬금 살이 쪄버린 케이스다. 그녀의 체중은 63kg이고, 팔뚝에서 복부, 다리까지 전체적으로 살이 쪄서 몸매의 라인이 여지없이 무너진 상태였다. 그 후 각고의 노력을 한 결과, 짧은 시간에 누가 보아도 탄력 있고 아름다운 몸매를 갖게 되었다.

아직 싱글이지만, 이미 청춘의 나이를 넘겨버린 그녀. 그러나 지금의 몸매와 외모를 봐서는 도저히 나이를 가늠할 수 없을 정도다. 허리 사이즈 25인치, 몸무게 12kg 감량, 체지방 8kg 감량, 복부의 불필요한 살 제거, 엉덩이와 허벅지 라인이 살아남, 등 쪽의 군살이 없어짐, 종아리와 발목이 가늘어짐, 탄력이 생긴 팔뚝, 갸름해진 얼굴형 등이 A씨가 탄력 있는 몸매 관리를 위해 노력한 결과들이다.

A씨의 결과를 보고 부러워하고 놀라기 전에 우리가 주의 깊게 봐야 할 사항이 있다. 그것은 그녀의 몸매 관리의 방향이다. 그녀의 몸매 관리는 단순한 살 빼기가 아니었다. 아름다운 바디라인을 만들고, 몸매에 탄력을 만들어주는 방향으로 철저하게 관리했다. 원 푸드 다이어트 등으로 고생한 경험이 있던 그녀는 늘어난 풍선에서 바람을 빼는 것과 같은 단순한 살 빼기가 아니라, 부위별로 섬세하게 조각하는 것과 같은 몸매 관리를 한 것이다. 그리하여 자신의 몸에 적합한 체중을 얻었고, 신체의 각 부위가 조화를 이룬 아름다운 몸매를 갖게 되었다.

또 한 가지 잊지 말아야 할 것이 있다. 그녀는 건강을 위해 몸매 관리를 시작하기로 결심했다고 한다. 단순히 예뻐지는 것만이 목적이 아니었던 것이다. 지금 그녀는 '건강'과 '아름다움'이라는 두 마리 토끼를 모두 잡았다. 그것은 탄력 있는 몸매 관리라는 올바른 방향으로 노력한 결과 받은 당연한 선물인 셈이다.

A씨가 탄력 있고 아름다운 몸매를 위해 많은 노력을 한 것은 사실이지만, 그리 어려운 길만은 아니었다. 그녀가 누구나 할 수 있다는 가능성을 보여준 것이다. 그녀는 현재에 만족하지 않고, 체중을 좀더 감량할 계획이다. 물론 단순한 체중 감량이 아니라, '탄력 있는 몸매 만들기'가 전제된 체중 감량이다. "요즘 다섯 살은 어려 보인다는 말을 많이 듣는다. 이번 기회에 체중 감량은 물론 완벽한 바디라인을 만들어 20대에 못 해본 멜로드라마의 주인공에 도전해보고 싶다"고 말하는 A씨. 그녀에게서 새로운 시작을 기대하는 밝은 모습이 느껴진다.

다이어트 댄스로 라인up! 개그우먼 B씨

걸쭉한 입담과 친근한 외모로 인기를 누리고 있는 개그우먼 B씨. 그녀는 결혼 후 임신과 출산으로 불어난 몸 때문에 고민이 많았다. 그러던 중 격투기의 동작을 기본으로 하는 일종의 에어로빅 댄스로 체중 감량에 성공했다. 신문과 방송, 잡지 등에서 쉽게 접할 수 있는 그녀의 체중 감량 프로그램을 통해 그녀의 사례를 살펴보자.

그녀는 40일 만에 6kg을 감량하여, 160cm에 49kg의 몸매를 유지할 수 있었다고 한다. 새롭게 개발한 에어로빅 댄스로 하루에 30~60분씩 꾸준히 운동을 했고, 식사량을 줄여 종전의 70% 수준으로 유지했다. 그녀 역시 과거 단식이나 원 푸드 다이어트 등으로 다이어트에 실패한 경험이 있는 터라, 이번 결과에 매우 만족해하고 있다. 애초에 모델처럼 멋진 몸매를 갖고 있던 그녀가 아니었기에, 160cm에 49kg의 몸매는 더욱 고무적인 결과라 하겠다.

B씨의 경우에서도 우리가 관심 있게 봐야 할 것은 몸매 관리의 방향과 방법이다. 그녀는 체형미를 살리기 위한 부위별 운동을 실시했다. 획일적인 살 빼기가 아니라, 부위별로 접근한 것은 매우 바람직한 방법이다. 단지 좀 아쉬운 점은 운동에만 의존할 경우 근육이 강화되고 몸매의 탄

력은 증가하지만, 남성적인 곡선이 형성될 수 있다는 것이다. 뿐만 아니라 매일 최소 30~60분간 운동할 것을 강조하고 있다. 그렇게 할 수만 있다면 더할 나위 없겠으나, 바쁜 생활 속에서 하루 한 시간씩 운동하기란 그리 쉽지만은 않을 것이다.

두번째로 유의해서 볼 것은 식사량을 종전보다 3분의 1가량 줄였다는 점이다. 균형 있는 몸매를 만드는 데 식사는 매우 중요하다. 식습관의 조절 없이 운동만으로 아름다운 몸매를 만드는 것은 어려운 일이다. 여기서 식습관이라 하면 식사량은 물론, 식사의 내용과 생활 습관을 포괄하는 의미다. B씨의 경우 식사의 내용에 대해서는 알 수 없으나, 간식을 먹지 않는 등 많은 노력을 했을 것으로 판단된다. 따라서 '밥 좀 덜 먹고, 매일 열심히 운동했구나' 하는 식으로 단순하게 생각해서는 안 된다.

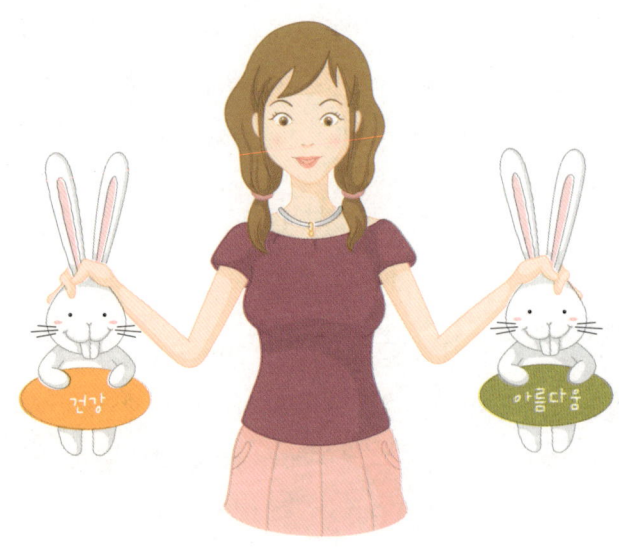

끝으로 가장 중요한 것은 다이어트를 결심하고 비디오를 찍었다는 점이다. 비디오를 찍기로 한 이상 중도에 포기하기는 쉽지 않았을 것이며, 그만큼 강한 의지가 생겨났을 것이다. 만약 이러한 장치가 없었다면 의지가 약해져 중도에 포기했을지도 모른다.

이와 같이 몸매 관리에서 의지는 매우 중요한 문제이다. 아무리 좋은 프로그램도 행하지 않으면 아무 소용이 없기 때문이다. 의지가 약해서 걱정이라면 주위 사람들에게 자신의 몸매 관리 사실을 알림으로써 책임감을 북돋고, 그것도 어려우면 지속적으로 자신을 관리해줄 전문 센터에 등록하여 관리를 받는 것도 효과적인 방법이다.

미스코리아 출신이자 탤런트인 C씨는 결혼 후 몇 년 만에 어렵게 아이를 가졌다. 태아의 건강을 위해선 임신 기간 동안 뭐든지 잘 먹어야겠다고 생각한 그녀는 출산 직전 체중이 무려 21kg이나 늘어 있었다. 새 생명을 잉태한 산모의 몸은 사실 그 자체만으로도 세상 어느 것보다 숭고하고 아름답다. 그러기에 그녀는 오직 아이의 건강만을 생각하여 많은 영양분을 섭취한 것이다.

그후 첫아이 탄생의 기쁨을 만끽하며 친정에서 두 달 정도 산후조리를 하던 C씨는 몸매 관리에 신경을 쓰게 되었고, 가벼운 산책만으로도 곧 14kg이 줄었다고 한다. 그러나 문제는 7kg이었다. 어느 순간부터 아무리 노력해도 체중은 요지부동이었다. 출산 후 드라마 촬영 날짜까지 잡혀 있던 상황이라 그녀는 점점 불안해졌다. 결국 전문 센터에서 관리를 받고 출산 전의 체중은 물론, 탄력 있는 몸매를 되찾았다.

그녀는 탄력 있는 몸매를 갖고 나서 임신 전에 입던 옷이 맞을 때, 정말 기뻤다고 한다. 사실 이 기분은 겪어보지 못한 사람은 잘 모를 것이다. 그녀는 요즘 일일 드라마에 캐스팅 되는 등 출산 전보다 왕성한 활동으로 몸매는 물론 방송에서도 화려한 복귀에 성공한 셈이다.

C씨의 경우 체형 관리 센터의 도움으로 탄력 있는 몸매를 되찾았지만, 전문 센터에서 관리받아야 한다는 점을 강조하려는 것은 아니다. 중요한 것은 올바른 방향으로, 효과적이고 체계적으로 관리하는 것이다.

C씨의 사례에서 주의 깊게 봐야 할 것은 몸매 관리를 시작할 때의 상황이다. 촬영 날짜는 다가오는데 예전 몸매로 돌아가지 않자 다급해진 마음에 저녁을 굶어보기도 하고, 운동을 열심히 했으나 별 효과가 없었다. 그래도 C씨는 몸매 관리를 위해 극단적인 시도는 하지 않았다.

그러나 우리 주변을 둘러보면 단순한 살 빼기든 탄력 있는 몸매 만들기든, 다급한 마음에 혹은 목표를 일찍 달성하려는 마음에 극단적인 방법을 사용하는 경우들이 있다. 결혼을 앞두고, 출산 후 회사에 복직하기 위해서 등등. 단식, 약물의 이용, 지방흡입술, 지나친 운동 등을 강행하는 경우들이 있는데, 이와 같은 급격하고 과격한 방법으로는 절대 탄력 있는 몸매를 만들 수 없다. 일시적으론 탄력 있는 몸매를 가진 것처럼 보일 수도 있으나 곧 다시 라인이 무너지고, 몸과 마음이 지치며, 건강까지 잃어버려 결국 자포자기하게 된다.

건강은 건강할 때 지켜야 하고 지속적인 관리가 필요하다. 한때 건강했다고 영원히 건강이 보장되는 것이 아니듯, 탄력 있는 몸매와 아름다운 바디라인도 목표치에 도달했다고 해서 끝이 아니며, 단기간에 무리하게 이룰 수 있는 것도 아니다. 한 단계 한 단계 과학적이고 체계적인 방향을 가지고 꾸준히 생활화해야 한다. 열정은 아름다운 것이나, 극단적이고 조급한 마음은 화를 자초한다는 사실을 명심해야 한다.

그렇다면 일반적인 다이어트와 앞으로 얘기할 '탄력 있는 몸매와 아름다운 바디라인 만들기' 는 어떻게 다를까? 우리가 흔히 들어온 다이어트는 식사량이나 종류를 제한하는 것으로, 식이요법에 국한된 의미다. 그러나 요즘은 비만을 해소하는 여러 가지 방법과 혼동되어, 실제로는 '살 빼기' 혹은 '체중 감량' 의 의미로 사용되고 있다.

그러나 단순한 살 빼기는 비만에서 야기되는 각종 질환의 발병 가능성을 줄임으로써 '건강' 의 측면은 어느 정도 달성할 수 있지만, '외모의 아름다움' 으로 이어지지는 않는다. 단순히 체중 감량을 목적으로 할 때, 우리 몸은 원하는 부위만 살이 빠지지 않기 때문이다. 오히려 원하지 않는 부위가 빠지고, 정작 원하는 부위는 빠지지 않는 경우가 많다. 복부, 허리, 허벅지, 엉덩이 등 나온 곳은 더 나와 보이고, 얼굴살이나 가슴 등은 더 들어가 보이는, 우리 몸의 빈익빈 부익부 현상이 일어나는 것이다.

혹자는 밥 좀 덜 먹고, 운동 열심히 하면 되는 것 아니냐고 말할 수도 있다. 그러나 운동과 스트레칭은 근육의 질, 작용과 관련되어 있다. 따라서 지속적으로 할 경우 탄력 있는 몸매를 달성하는 수단이 되는 것은 분명하나, 운동으로 아름다운 바디라인이 만들어지는 것은 아니다. 아름다운 바디라인을 만들기 위해서는 부위별 운동이나 스트레칭은 기본이고, 반드시 식습관, 생활 습관, 부위별 탄력 관리가 수반되어야 한다.

수능시험에서 여러 과목을 골고루 잘해야 높은 점수를 받을 수 있듯이, '탄력 있는 몸매와 아름다운 바디라인 만들기'도 부위별 전문 관리, 식습관, 운동과 스트레칭, 스트레스 관리, 생활 습관, 신체 리듬, 마음 관리 등 전체적으로 높은 점수를 받아야 건강 미인의 경지에 오를 수 있다.

만약 수많은 다이어트 방법들 중에서 한 가지만 잘해도 건강과 아름다운 몸매를 겸비한 건강 미인이 될 수 있다고 주장하는 이가 있다면, 그것은 넓은 의미에서 '사기'다. 점수를 따야 할 여러 가지 과목에서 자신의 현재 수준을 정확히 파악하고, 부족한 부분들을 하나씩 보충해나갈 때 건강 미인이 될 수 있는 것이다.

건강 미인의 길은 과학적 · 체계적으로 검토되어야 할 일이나, 달성하기 어려운 일은 아니다. 앞서 살펴본 바와 같이 출산 후 몸매가 흐트러진 경우나 아줌마라도 건강 미인이 된 사례들이 흔하지 않은가? 누구든지 쉽게 할 수 있다. 문제는 자신의 의지와 올바른 방향, 실천이다. 이제부터 제시하는 방향으로 함께 차근차근 진행해보자.

34-24-34는 잊어라

아름다운 몸매를 이야기할 때 반드시 체중의 많고 적음이 기준이 되는 것은 아니다. 가령 똑같이 키가 165cm인데 한 사람은 52kg이고, 또 한 사람은 48kg이라고 하자. 누구의 몸매가 더 아름답다고 할 수 있을까? 언뜻 보기에는 48kg인 사람 같지만, 실제로 체중은 더 나가는데 몸매가 아름답게 보이는 경우를 무수히 접하게 된다. 여성들의 아름다운 몸매에 체중보다 더욱 중요한 요소는 신체의 조화와 탄력이다.

아름다운 몸매를 만드는 작업이란 단순히 체중을 줄이는 것이 아니라, '들어갈 곳은 들어가고 나올 곳은 나오는(곡선이 살아 있는)' 균형 잡힌 몸매, 조화롭고 탄력 있는 몸매를 만드는 것이다.

34-24-34는 여성들이 동경하는 수치다. 하지만 이것만 가지고는 안 된다. 가슴, 허리, 엉덩이의 수치가 아니라, 전체적인 라인을 살리는 것이 중요하다. 위의 세 부위 외에 바디라인을 좌우하는 팔뚝, 허벅지, 종아리 등도 관리해야 한다. 몸매를 이야기할 때 체중만을 언급하는 사람은 몸매 관리에 있어 하수이다. 또 가슴, 허리, 엉덩이의 수치만을 이야기하는 사람은 중수이다. 진정한 고수는 가슴, 허리, 엉덩이, 팔뚝, 허벅지, 종아리의 수치와 탄력을 모두 관리하는 사람이다.

앞에서도 언급했듯이, 같은 키라도 몸무게가 더 많이 나가는 사람이 때론 더 날씬하고 몸매가 좋아 보이는 경우가 있다. 그런 현상의 비밀은 바로 체지방의 비율 때문이다.

사람들은 대부분 다이어트를 할 때 체중계만 바라보고, 무조건 밥을 굶고 땀을 흘려 체중을 줄이려 한다. 그러나 이와 같은 애처로운 노력으로 원하는 체중에 이르렀음에도 불구하고, 왠지 자신의 몸매가 마음에 들지 않는 경우가 무수히 많다. 오히려 자기 몸의 원하지 않는 부분(얼굴, 가슴 등)에서만 살이 빠지고, 뱃살과 허벅지는 그대로라 '배 불뚝, 다리 불뚝'이 돋보이는 부작용(?)으로 인해 고민하는 경우도 허다하다.

그것은 체중은 적게 나가나 체지방률이 높은 체형, 다시 말해 근육은 적고 지방이 많은 '마른 비만'이 많기 때문이다. 이런 경우 몸의 탄력은 매우 약해진다. 그러므로 체중계에만 매달리지 말고 본인의 체지방이 얼마인지를 안 다음 줄이고 관리하는 것이 탄력 있는 몸매를 만드는 지름길이다.

그럼, 각고의 노력으로 다이어트를 한 결과 체중은 어떻게 감량되는 것일까? 체중이 줄어드는 여러 현상 중 대표적인 것으로 두 가지 유형이 있다. 첫째 근육의 수분이 주로 빠지는 경우인데, 이때는 탄력 저하를 초래한다. 둘째 근육의 수분량은 유지(혹은 증가)하고 체지방이 감소하는 경우인데, 이때는 체지방률이 감소하고 기초대사율이 증가하여 원하는 체중은 물론 탄력 있는 몸매도 얻을 수 있다. 이처럼 체지방을 줄여 탄력 있는 몸매를 유지하면 이후에도 쉽게 체중이 증가하지 않는다.

우리 몸의 지방이란 녀석은 어떤 놈일까? 우리의 적일까, 친구일까? 간단히 말해 우리 몸의 지방은 친구와 적, 두 종류가 있다. 우리의 친구인 지방은 몸을 따뜻하게 유지시키는 피하지방층을 이루고 있는 일반적인 지방인데, 여성의 몸에는 10kg 정도 존재한다. 다음으로 우리의 적인 지방은 몸에 좋지 않은 비정상적인 지방이다. 정상적인 지방세포는 여러

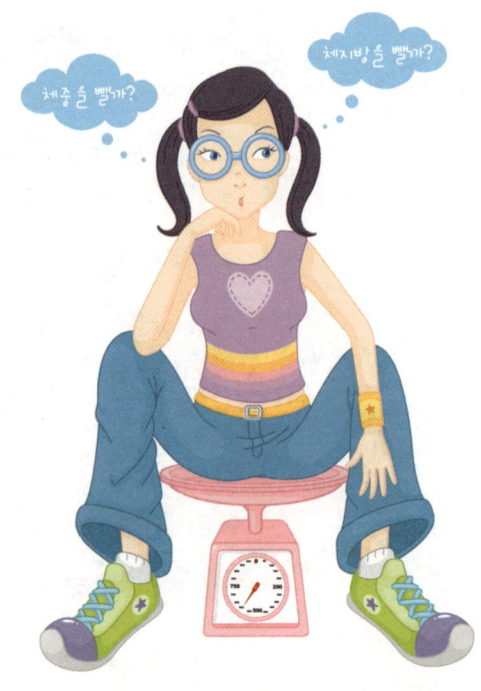

가지 요인(불규칙한 식습관, 스트레스, 호르몬의 변화, 유전 등)에 의해 비정상적으로 팽창해 여성의 경우 복부, 허벅지, 엉덩이 등에 축적된다.

비정상적인 지방은 혈액과 림프의 순환을 방해하고, 심장과 신장, 간 등에 질병을 일으키며, 성인병의 원인이 된다. 또 피로, 부종, 무기력증, 심하게는 우울증과도 연관이 있다. 비정상적인 지방은 우리 몸의 탄력을 저하시키는 것은 물론, 건강을 위해서도 반드시 조절해야 한다. 특히 지방의 비율과 크기가 정상일 때 유지·관리하는 것이 좋고, 그것이 효율적인 몸매 관리 방법이다.

체질 탓인가, 습관 탓인가?

우리는 '체질'이라는 말을 자주 쓴다. "나는 원래 물만 먹어도 살이 찌는 체질이야"라고 한탄하기도 하고, 늘씬한 미인들을 보면서 "쟤는 원래 몸이 타고났어"라며 한없이 부러워한다. 물론, 선천적으로 타고난 체질을 무시할 수는 없다. 건강 미인형 유전자, 즉 건강 미인형 체질을 갖고 태어난 사람이 남들보다 쉽게 건강 미인이 될 수 있는 것은 사실이다.

하지만 머리 좋은 사람이 반드시 일류 대학에 진학하고 사회적으로 성공하는 것은 아니다. 거꾸로 일류 대학을 다니는 사람들이 반드시 천재적인 두뇌를 갖고 있는 것은 아니다. 마찬가지로 체질은 탄력 있는 몸매를 통한 건강 미인 만들기에서 참고할 만한 요소에 불과하다.

탄력 있는 몸매와 아름다운 바디라인 만들기에서 정말 중요한 것은 체질이 아니라 생활 방식이다. 누구나 건강 미인이 될 수 있다. 단, 달성되는 시간과 필요한 노력의 정도가 다소 차이 날 뿐이다. 환경을 탓하지 말고, 체질을 탓하지 말며, 조상을 탓하지 말자. 자신의 체질을 잘 분석하고, 그에 맞는 올바른 생활 방식을 가지자. 그러면 모든 것을 극복하고, 탄력 있는 몸과 아름다운 라인을 겸비한 건강 미인이 될 수 있다. 나와 같은 바디디자이너가 하는 일은 건강 미인이 되기 위한 생활 방식을 설계하고 그것이 지속되도록 도와주는 것이다.

폭식과 과식, 빈번한 술자리, 불규칙한 생활 등은 생활 방식을 망가뜨리는 주범이다. 건강 미인이 되기 위해서는 그에 걸맞은 식습관을 가지고 규칙적인 생활을 해야 한다. 또 적합한 운동과 스트레칭을 꾸준히 해야 하며, 스트레스 관리를 잘 해야 한다.

또한 이러한 것들이 되고 안 되고는 결국 본인의 마음에 달려 있기에, 마음 관리를 통해 의지를 다져야 한다. 이렇게 하여 올바른 생활 방식이 정착되면 신진대사와 혈액 순환이 좋아지고, 몸의 작용이 활성화되어 탄력 있고 아름다운 라인을 가진 건강 미인이 되는 것이다. 어떠한 체질도 올바른 생활 방식에 의해 극복될 수 있으며, 탄력 있고 아름다운 라인을 가진 건강 미인 만들기란 '훌륭한 생활 방식 유지하기'임을 명심하자.

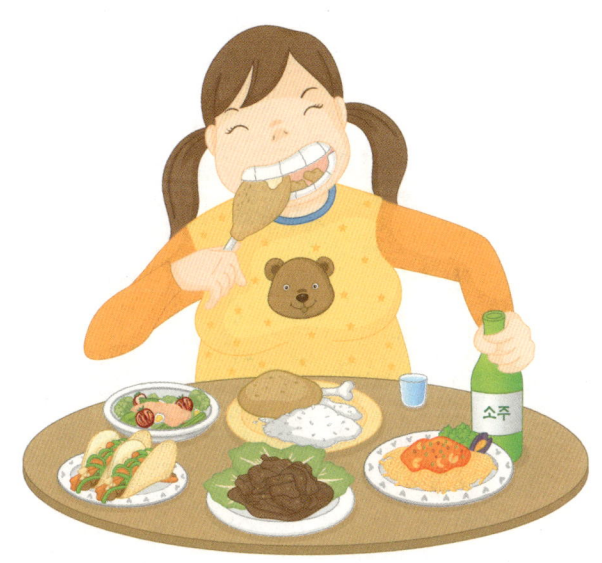

PART 03

·

탄력up 라인up! 건강 미인 start!

Body Design

몸매 관리 성공 클럽 8단계 전략

그러면 지금부터 과학적이고 체계적인 여러 가지 방법들을 통해 건강 미인이 되기 위한 '탄력 있는 몸매 만들기 성공 클럽'에 가입해보자. 한 단계, 한 단계 달성해나가 마지막 8단계까지 마무리하면 완벽한 건강 미인으로서 내공을 쌓게 되는 것이다.

Will 心

1단계 _ 마음먹기

몸매 관리를 해보겠다는 의지를 갖고 마음을 먹자. 시작이 반이다. 작심삼일이 되지 않도록 하자. 아침저녁으로 자신을 북돋우고, 주변 사람들에게 몸매 관리를 하고 있음을 알려 도움을 받는다.

Eyes

2단계 _ 측정하기

현재 자신의 상태를 있는 그대로 살펴보자. 그래야 부족한 부분을 알게 되고, 개선할 방법들을 찾을 수 있다. 요컨대 이 단계는 정확한 측정을 통해 문제점을 파악하는 진단 단계다. 탄력지수와 라인지수를 측정하면 건강미인지수가 나온다. 이 단계에서 측정을 제대로 해야 몸매 관리에서 성공할 수 있다.

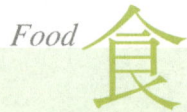

3단계 _ 목표 세우기

Target

몸매 관리의 개선 목표를 설정하자. 건강미인지수는 얼마나 개선할 것이며, 세부적으로 탄력지수와 라인지수는 몇 점을 목표로 할 것인지 결정한다. 무조건 목표를 높이 잡거나 처음부터 무리한 계획을 세우는 건 효과적이지 않을뿐더러 지치기 쉽다. 현실성 있는 목표를 가지고 차근차근 시도하는 것이 중요하다.

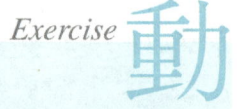

4단계 _ 식사 관리

Food

건강미인지수를 높이는 데 있어 가장 기본이면서도 중요한 것은 우리가 먹는 음식이다. 우리 몸에 들어오는 요소들이 잘못되면, 탄력 있는 몸매를 관리하는 데 몇 배의 노력이 필요하다. 식습관의 문제점을 파악하고 올바른 식사 관리를 해보자. 푸드 다이어리를 꼼꼼히 작성해 자신의 식습관과 식사의 질을 파악한다. 작은 실천이 건강 미인으로 가는 디딤돌이 될 것이다.

5단계 _ 운동 관리

Exercise

근육과 피부의 탄력을 높이는 데 효과적인 방법으로 운동과 스트레칭이 있다. 운동을 하면 근육의 양이 많아지고 질 또한 좋아져서 탄력에 도움이 되는 것은 물론, 기초대사량이 늘어나 칼로리 소비 측면에서도 좋다. 운동 관리에서 가장 중요한 것은 규칙적으로 지속하는 것이다. 땀을 빼야 한다는 생각으로 무리하게 하지 말고 적절한 운동을 오래 하는 것이 더 효과적이다.

Life 活

6단계 _ 생활 습관 관리

올바른 생활 습관 관리를 위해 노력해보자. 생활 습관 관리는 일상 생활에서 그대로 실행하는 것이다. 생활 자체가 탄력 있는 몸매 관리를 위해 습관화되면 식사 관리와 운동 관리에서 얻은 효과를 더욱 빛나게 할 수 있다. 특히 '생리 전 증후군'에 주의하여 공격형 몸매 관리와 방어형 몸매 관리를 적절히 시도한다.

Detail 細

7단계 _ 부위별 관리

아름다운 바디라인을 위해선 부위별 세부 관리에 신경을 써야 한다. 운동만으로는 아름다운 몸매를 만들지 못한다. 부위별 관리를 통하여 자신의 마지막 문제점과 취약점들을 잘 파악하자. 우리 몸에 셀룰라이트가 생성되는 배경을 이해하고, 이것을 효과적으로 제거하는 방법을 통해 부분 비만을 해결한다.

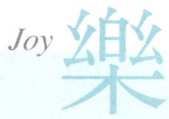

Joy 樂

8단계 _ 마음 관리

건강 미인이 되기 위해서는 몸의 건강뿐만 아니라 마음의 건강도 중요하다. 매사에 긍정적인 마음을 가져야 한다. 몸매 관리에만 지나치게 신경 쓰다보면 스트레스로 역효과를 볼 수 있다. 모든 관리의 밑바탕이 되는 마음 다스리기에서 성공해야 건강 미인이 될 수 있다.

Will

1단계
마음먹기

탄력 있는 몸매 관리란 결국 건강과 아름다움의 관리라는 것을 인식하자. 제일 먼저 건강 미인이 되어야 할 필요성을 느끼고 몸매 관리를 해보겠다는 의지를 갖고 마음을 먹는 단계다. 시작이 반이라고 했으니 작심삼일이 되지 않도록 굳게 마음을 먹자. 의지가 약한 편이라면 주위 사람들에게 몸매 관리를 시작했음을 알려 책임감을 북돋운다. Go! Go! Go! I can do it!

수많은 여성들이 탄력 있고 아름다운 몸매를 만들기 위해 노력하고, 포기하고, 후회하고, 또다시 노력하기를 반복한다. 누구나 한두 번은 자신이 살이 찌고 있으며, 몸매가 무너지고 있다는 느낌을 받았을 것이다. 그래서 뒤늦게 몸매 관리를 시작했으나 중간에 포기하고 다시 시작하기를 반복한 경험이 있을 것이다. 사람들에게 몸매 관리를 포기한 이유를 물어보면, 어떻게 해야 할지 방법을 몰랐다기보다는 의지가 부족한 것이 문제였다고 대답하는 경우가 많다.

아름답고 탄력 있는 몸매를 위해서는 무엇보다 자기 마음을 이겨내는 것이 가장 중요하다. 아무리 과학이 발달해 살기 편한 세상이라 하더라도 노력하지 않고 얻을 수 있는 것은 아무것도 없다. 몸매 관리도 마찬가지다. 다시 한번 마음을 가다듬고 시작해보라. 아름답고 탄력 있는 몸매를 가진 당신의 모습을 매일매일 그려보라. 이제 펼쳐질 뷰티풀 라이프를 꿈꿔보라. 꿈은 이루어질 것이다.

탄력 있는 몸매를 가진 사람에게는 모두 그만한 이유가 있다. 탄력 있고 아름다운 몸매를 유지하는 사람은 몸매를 망가뜨리는 일보다 몸매를 유지하는 일을 많이 한 사람이다. 당신도 이런 마음을 길들인다면 반드시 탄력 있는 몸매를 가질 수 있을 것이다. 어느 대기업 회장은 의사에게서 담배를 끊지 않으면 폐암으로 죽을 수 있다는 말을 듣고, 30년간 피워온 담배를 그 자리에서 끊었다고 한다. 이와 같은 절박한 마음을 가져라. 낭떠러지 앞에 배수의 진을 치는 마음으로 몸매 관리에 임하라. 그러면 하루하루 자신을 유혹하고 타협하게 하는 간사한 마음을 이겨낼 수 있을 것이다. 체질은 핑곗거리가 될 수 없다. 나이도 당신의 강한 마음 앞엔 무릎을 꿇게 된다.

장기적인 계획과 꾸준한 노력으로 자신의 몸을 걸작품으로 만들어보라. 자기 몸을 조각하는 조각가가 되어보라. 길이 멀게 느껴지면 하루하루 그날의 계획으로 마음 관리를 시작하라.
바디디자이너는 몸매 관리 방법을 알려줄 뿐이다. 어떠한 다이어트나 몸매 관리 프로그램도 본인의 노력이 없으면 목적을 달성하기 어렵다. 세계 최연소 300호 홈런 기록을 달성한 이승엽 선수는 "진정한 노력은 결코 배반하지 않는다"고 말했다. 굳은 의지를 갖고 노력해서 탄력 있는 몸매를 나의 것으로 만들자.

탄력 up!
탄력 있는 몸매로 거듭나기 위한 마음 관리

- 매일 아침 거울을 보며 마음속으로 '오늘도 해낼 수 있다'고 외친다.
- 잠자기 전 하루의 유혹을 이겨낸 자신을 마음속으로 격려하고, 유혹에 고민했던 자신을 야 단친다.
- 푸드 다이어리를 작성함으로써 칼로리를 과다 섭취하지 않겠다고 마음먹는다.
- 하루 운동과 스트레칭 계획을 세우고, 반드시 수행하겠다는 마음을 먹는다.
- 일주일간 외식이나 회식의 횟수와 음주량을 정하고, 그 선을 넘지 않도록 마음을 다진다.
- 가족과 동료에게 자신이 몸매 관리를 하고 있음을 과감히 알린다.
- 몸매 관리를 하지 않아 병들고 펑퍼짐한 모습과, 탄력 있고 아름다운 몸매로 자신감 넘치는 자신의 모습을 비교하여 매일매일 상상한다.

Eyes

目

2단계
측정하기

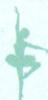

탄력 있는 몸매 만들기에 들어가려면 현재 자기 몸 상태를 정확히 알아야 한다. 그래야 자신에게 부족한 부분을 알고, 개선할 방법들을 찾을 수 있다.

먼저 자신의 탄력지수와 라인지수를 측정한다. 이 결과를 통해 자신이 건강 미인형인지, 단순 미인형인지, 근육형인지, 뚱보형인지 판단하여 개선 전략을 수립한다.

다음은 라이프스타일을 측정한다. 일주일간 운동 시간과 횟수, 외식과 음주 횟수, 수면 시간, 아침식사 횟수, 평균 식사 시간, 식사 내용을 자세히 기록하여 분석한다. '측정하기'를 잘해야 문제점이 파악되므로, 이 단계에서 정확하게 측정해야 긍정적인 결과를 기대할 수 있다.

내 몸매의 탄력과 라인은?

효과적인 탄력 관리를 위해서는 강조한 대로 현재 자기 몸 상태를 정확히 측정해야 한다. 자신의 현 위치를 파악하고 나아갈 방향을 설정하는 것이 중요하다. 여기서 이상적인 몸매와 현재 자기 몸매의 차이, 즉 부족한 부분을 개선하고 잘 유지되고 있는 부분은 강화·관리해나갈 계획을 수립해야 한다.

자기 몸의 현 상태는 어떻게 측정할 수 있을까? 아마 많은 사람들이 체중계를 떠올릴 것이다. 그러나 앞에서 언급한 대로 우리가 추구하는 탄력 있는 몸매는 단순히 체중의 많고 적음으로 나타낼 수 없다.

그럼, 어떤 방법으로 측정해야 하는가? 우리가 추구하는 것은 '건강 미인'이라는 점을 기억하자. 그러므로 이상적인 건강 미인이란 구체적으로 어떤 수준을 말하며, 현재 내 상태는 어느 정도인지 명확히 알아야 한다. 건강미인지수를 통해 나는 몇 점인가를 안 다음, 어느 부분이 부족하고, 얼마만큼 어떻게 개선하며, 지속적으로 관리할 것인지 결정해야 한다.

건강 미인의 정도를 나타낼 수 있는 것은 '탄력 있는 몸매'와 '바디라인'이다. 다시 말해 내가 건강 미인인지 아닌지는 바로 내 몸의 탄력과 바디라인을 측정함으로써 알 수 있는 것이다. 그러므로 '건강미인지수=탄력지수+라인지수'라 할 수 있다.

건강미인지수(H&B Index＝Health＋Beauty Index)를 측정하려면 먼저 탄력지수와 라인지수를 측정해야 한다.

탄력지수(Health Index)는 아래의 그림과 같이 신체의 네 부위를 측정하여 계산한다.

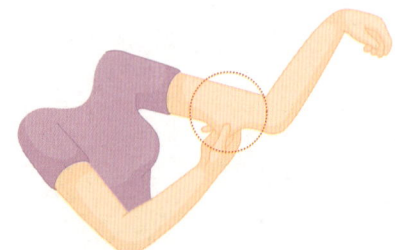

팔뚝 : 팔꿈치에서 겨드랑이 쪽으로 약 10cm 되는 지점을 엄지와 검지로 잡는다.

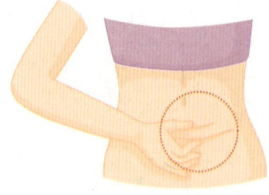

복부 : 배꼽 아래 약 3cm 지점의 뱃살을 엄지와 검지로 잡는다.

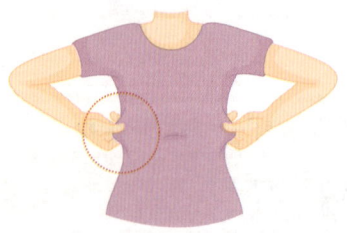

등 : 견갑골(팔과 등이 연결되는 날개 부위) 아래쪽 살을 좌우에서 엄지와 검지로 잡아 많이 늘어나는 곳의 치수를 잰다.

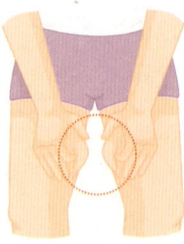

허벅지 : 좌우 허벅지 안쪽의 살을 엄지와 검지로 잡아 많이 늘어나는 곳의 치수를 잰다.

각 부위의 늘어지는 치수를 측정하여 그 합(cm)을 구하고, 여기서 10을 뺀다. 그 결과치를 다음의 식으로 계산하여 탄력지수를 계산한다.

탄력지수 = {[(부위별 측정치의 합) − 10] × (−10)} + 20

예) 팔뚝 측정치 2.5cm, 복부 측정치 3cm,
   등 측정치 1.8cm, 허벅지 측정치 3.4cm인 경우

$$탄력지수 = \{[(2.5+3+1.8+3.4)-10] \times (-10)\}+20$$
$$= \{[10.7-10] \times (-10)\}+20$$
$$= \{0.7 \times (-10)\}+20$$
$$= -7+20$$
$$= 13$$

* 부위별 측정치의 합이 12cm 이상인 경우는 12로 하여 계산하고, 7.5cm 이하인 경우는 7.5로 계산한다. 이 두 가지 경우를 제외한 나머지는 측정치의 합 그대로 계산한다.

라인지수(Beauty Index)는 아래의 그림과 같이 부위별 치수를 줄자로 측
정하여, 역시 그 합으로 계산한다.

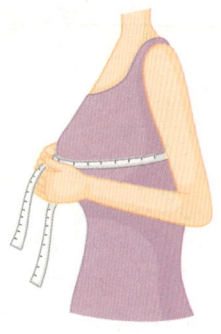

가슴 : 유두 바로 밑의 가장
높은 곳을 측정한다.

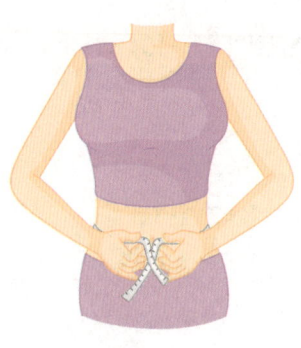

허리 : 배꼽 주변 가장 들어간
부위를 측정한다.

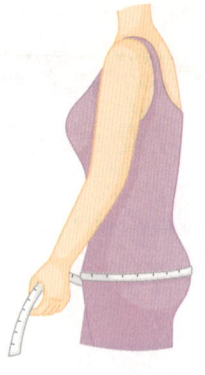

엉덩이 : 엉덩이의 가장 나온
부위를 측정한다.

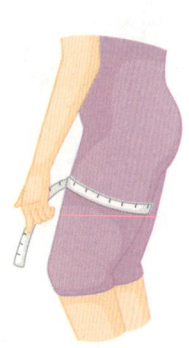

허벅지 : 허벅지 위쪽의 가장
굵은 부분을 측정한다.

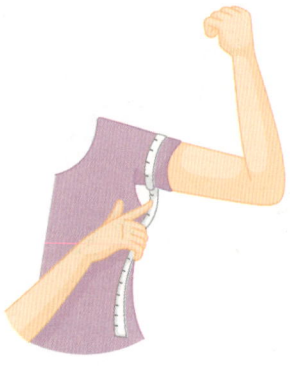

팔뚝 : 겨드랑이와 가장 가까운
곳의 굵은 부분을 측정한다.

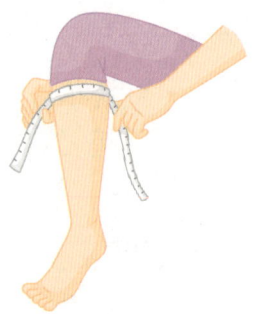

종아리 : 종아리의 가장 굵은
부분을 측정한다.

각 부위의 측정 결과를 아래의 표를 기준으로 하여 항목별 점수를 구하고, 전체 합계를 구한 뒤 상수값 3을 뺀다.

부위	방법 (cm)	점수							
		1	2	3	4	5	6	7	8
가슴	측정치 ÷키	0.46이하	0.46~.047	0.47~0.48	0.48~0.49	0.49~0.50	0.50~0.51	0.51~0.52	0.52~0.53
		0.59 이상	0.58~0.59	0.57~0.58	0.56~0.57	0.55~0.56	0.54~0.55	0.53~0.54	
허리	측정치 ÷키	0.32 이하	0.32~0.33	0.33~0.34	0.34~0.35	0.35~0.36	0.36~0.37	0.37~0.38	0.38~0.39
		0.45 이상	0.44~0.45	0.43~0.44	0.42~0.43	0.41~0.42	0.40~0.41	0.39~0.40	
엉덩이	측정치 ÷키	0.48 이하	0.48~0.49	0.49~0.50	0.50~0.51	0.51~0.52	0.52~0.53	0.53~0.54	0.54~0.55
		0.61 이상	0.60~0.61	0.59~0.60	0.58~0.59	0.57~0.58	0.56~0.57	0.55~0.56	
허벅지	측정치 ÷키	0.23 이하	0.23~0.24	0.24~0.25	0.25~0.26	0.26~0.27	0.27~0.28	0.28~0.29	0.29~0.30
		0.36 이상	0.35~0.36	0.34~0.35	0.33~0.34	0.32~0.33	0.31~0.32	0.30~0.31	
팔뚝	측정치 ÷키	0.110 이하	0.110~0.115	0.115~0.120	0.120~0.125	0.125~0.130	0.130~0.135	0.135~0.140	0.140~0.145
		0.175 이상	0.170~0.175	0.165~0.170	0.160~0.165	0.155~0.160	0.150~0.155	0.145~0.150	
종아리	측정치 ÷키	0.170 이하	0.170~0.175	0.175~0.180	0.180~0.185	0.185~0.190	0.190~0.195	0.195~0.200	0.200~0.205
		0.235 이상	0.230~0.235	0.225~0.230	0.220~0.225	0.215~0.220	0.210~0.215	0.205~0.210	
합 계									

라인지수 = [(부위별 평가 점수의 합) −3]

예) 키가 162cm인 여성이 가슴 83cm, 허리 69cm, 엉덩이 92cm,
허벅지 51cm, 팔뚝 23cm, 종아리 32cm인 경우
각 치수를 키(162)로 나누어 위의 표에서 점수를 찾아 적는다.
가슴의 경우 83÷162 = 0.512이므로, 위의 표에서 가슴의 0.512
의 점수 7점을 적는다.

라인지수 = 〔(7+4+6+6+8+7)−3〕
= 38−3
= 35

* 각 부위의 치수를 키로 나눌 때, 소수점 셋째 자리까지 값을 낸다.
* 부위별 평가치가 위의 표에서 경계선에 있는 경우는 높은 점수를 적는다.
(예 : 가슴의 평가치가 0.500인 경우는 5점이 아니라 6점으로 한다.)

탄력지수와 라인지수의 측정이 끝났으면, 두 지수의 값을 더해 건강미인
지수를 계산한다.

예) 건강미인지수 = 탄력지수+라인지수
= 13+35
= 48

탄력지수와 라인지수를 통해 본 몸매 만들기 전략

건강미인지수를 구성하는 탄력지수와 라인지수의 측정 결과를 통해 각각의 수준에 맞는 몸매 만들기 전략을 수립한다. 탄력지수와 라인지수는 각각 30을 기준으로 평가할 수 있다. 측정 결과에 따라 자기 몸 상태를 정확히 이해하고, 그에 적합한 몸매 만들기 전략을 살펴보자.

건강미인지수 측정 결과로 본 내 몸의 상태

먼저 아래의 표를 보고, 자신의 몸 상태를 파악해보자.

	건강미인지수	진 단
World Best	80 이상	몸매 관리에서 최고 수준. 지속적으로 유지 · 관리하면 된다.
Best	70~79	매우 우수한 상태. 좀더 노력하여 조각 같은 몸을 만들어보자.
Good	60~69	보통 수준. 지금부터 신경 쓰지 않으면 몸매가 무너질 수 있다.
Fair	30~59	몸매가 무너진 상태. 몸매 관리에 각별히 신경 써야 한다.
Poor	29 이하	정말 심각한 상태. 당장 몸매 관리에 들어가지 않으면 돌아올 수 없는 강을 건널 것이다.

자기 몸 상태를 알았으면 탄력지수와 라인지수를 통해 자신의 문제점을 좀더 세밀하게 파악한 다음 관리 방법을 수립해보자.

	탄력지수	라인지수	관리 방법
건강 미인형	30 이상(30~45)	30 이상(30~45)	지속적인 유지, 부위별 관리
근육형	30 이상(30~45)	30 미만(0~29)	부위별 관리, 전문 센터 상담
단순 미인형	30 미만(0~29)	30 이상(30~45)	적절한 운동과 스트레칭으로 탄력 강화
무책임형	30 미만(0~29)	30 미만(0~29)	종합적인 관리

A. 탄력지수 팡팡! 라인지수도 팡팡! — 건강 미인형

탄력지수와 라인지수가 모두 30 이상인 경우는 탄력이 우수하고, 바디라인도 살아 있는 건강 미인형이다. 이러한 경우는 지속적인 유지 전략이 필요하다. 규칙적인 생활 습관을 갖고 식사의 질을 적절하게 유지시키면서 자신의 몸에 맞는 운동과 스트레칭을 병행해야 한다. 더욱 욕심을 내어 자신의 탄력지수와 라인지수를 높이고 싶다면, 유지 전략을 세우기 전에 전문 센터의 도움을 받는 것이 효과적이다.

탄력지수와 라인지수가 모두 30 이상이면 몸이 일정 수준에 도달한 상태이므로, 더 나아지기 위해서는 좀더 과학적이고 면밀한 조사·분석이 필요하다. 탄력지수는 운동으로 개선할 수도 있지만, 라인지수는 섬세한 부위별 관리가 필요해 전문 센터의 도움 없이는 일정 수준 이상 뛰어넘기 어려운 경우가 많다.

B. 탄력지수 30 이상, 라인지수 30 이하 — 근육형

몸매의 탄력은 매우 좋으나, 외관상 여성의 특징이라 할 수
있는 곡선의 아름다움은 떨어지는 경우다. 근육형, 운동
선수형, 남성형, 장사형 등으로 표현할 수도 있는데,
말 그대로 근육이 지나치게 발달한 상태라 하겠
다. 운동을 너무 좋아해서 매일매일 운동을 심하게
하는 사람이나 운동선수, 육체 노동을 하는 사람, 열
악한 조건에서 집안일을 하는 주부 등은 전체적으로 혹은
특정 부위의 근육이 발달하는 경우가 있다. 이런 사람들은
실제 몸의 상태를 측정해보면 근육량이 많게 나타난다. 건강
미인의 개념에서 운동량이 많아 건강은 유지되는 상태라 할
수 있으나, 여성 특유의 바디라인을 찾아보기 힘든 유형이다.

건강이 유지되니 살아가는 데는 아무 문제가 없으나, 아름다운 바디라인
을 갖고 싶다면 정확한 원인을 찾아 부위별로 관리를 해야 한다. 이 경우
전문 센터의 관리가 가장 필요한 케이스라 할 수 있다. 나의 경험상 가장
많은 노력이 필요한 경우가 바로 근육형이다.

C. 탄력지수 30 미만, 라인지수 30 이상 — 단순 미인형

외관상 몸매는 조화를 이뤄 아름다우나, 탄력은 좋지 않은 경우다. 이러
한 여성들은 몸매가 좋다는 말을 자주 들으며, 자신들도 몸에 아무 문제
가 없다고 생각한다. 그러나 단순 미인형의 문제는 건강 부분이다. 겉보
기는 그럴싸하나 속은 부실한 경우가 많으며, 젊었을 때는 멀쩡하다가도

나이가 들면서 잔병치레가 잦아진다.

선천적으로 골격이 가늘거나 신경이 예민하여 살이 잘 찌지 않는 경우, 식사를 새 모이처럼 조금만 먹는 경우 등이 여기에 해당하며, 몸매 관리를 위하여 특별한 관리를 하지 않는 경우가 대부분이다. 단순히 마른 사람들을 생각하면 쉽게 이해할 수 있을 것이다. 특히 운동이나 스트레칭 등 몸매의 탄력을 높이기 위한 노력을 거의 하지 않아, 바디라인은 살아있는데 근육량은 매우 부족한 경우가 많다. 이와 같은 단순 미인형은 근육의 질을 좋게 하는 운동을 규칙적으로 하면 몸매의 탄력이 좋아지고 건강 미인이 될 수 있다.

주의할 것은 단순 미인형과 건강 미인형은 바디라인으로는 쉽게 구별되지 않는다는 점이다. 자신이 날씬한 미인이라 착각하여 몸매 관리의 필요성을 인식하지 못하는 경우가 많은 것도 이 때문이다. 이런 착각 속에 살다 보면 젊은 시절에는 쉽게 표가 나지 않으나, 나이가 들면서 기초대사량이 떨어지면 부위별로 지방이 축적되어 배만 볼록, 허벅지만 우람하게 되어버린다. 뒤늦게 운동 등으로 관리를 해도 쉽게 표가 나지 않으며, 안 하던 운동을 하기도 쉽지 않은 일이다.

단순 미인형은 적절한 운동과 관리를 통해 건강 미인이 될 수 있는 비교적 수월한 상황이므로, 더 늦기 전에 탄력을 높이는 운동을 실시하는 것이 중요하다.

D. 탄력지수 30 미만, 라인지수도 30 미만인 경우 — 무책임형

한마디로 총체적 부실 상태다. 세상만사 모르겠다는 무책임형으로, 뚱보형 혹은 비만형이라고도 한다. 이 유형의 사람들은 몸매 관리를 위해 아무 노력도 하지 않는 경우가 대부분이다. 이 경우 외형적인 몸매의 아름다움을 찾아보기 힘든 것은 물론, 건강상의 문제도 발생한다. 활동량이 적은 젊은 여성과 나이가 들어 기초대사량이 떨어지는 주부들에게 많이 나타나는 유형이다. 바디라인이 무너지고 탄력도 좋지 않다 보니 맹목적인 다이어트를 하기 쉽고, 급한 마음에 단식 등 극단적인 방법을 선택하여 실패하는 경험도 많은 유형이다.

그러나 건강 미인 개념으로 볼 때 낙제생이라고 해서 미리 포기할 필요는 없다. 올바른 방향으로 노력하면 어느 정도 개선 효과는 확실하며, 일취월장할 수 있는 상황이기 때문이다. 따라서 포기하지 말고 마음 관리를 잘하여 매일매일 노력하면, 단기간에도 많은 효과를 볼 수 있다.
무책임형은 여러 가지 원인이 복합적으로 작용하는 경우가 대부분이므로, 한 가지 노력만으로는 개선되기 어렵다. 생활 습관, 식습관, 운동과 스트레칭, 부위별 관리 등 종합적인 개선 노력이 필요하다.

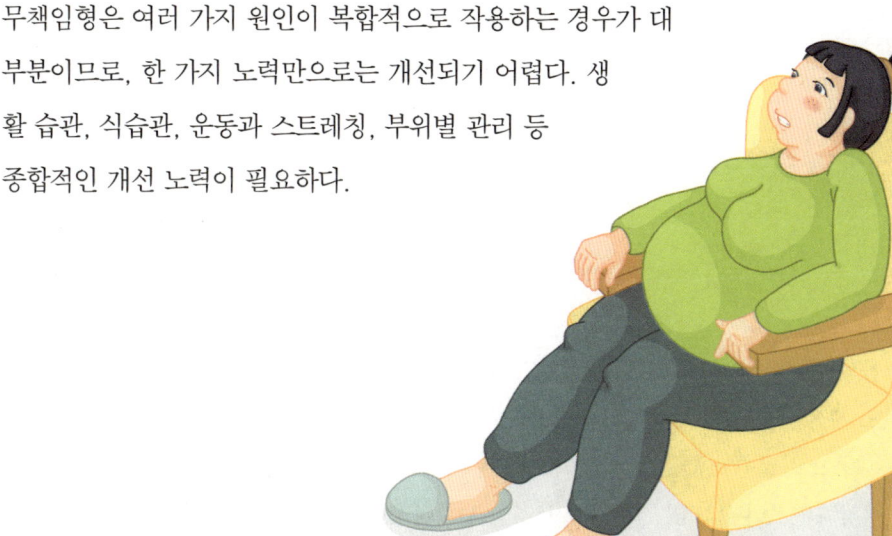

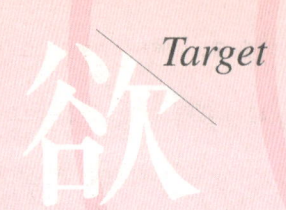

Target

3단계
목표 세우기

자기 몸의 상태와 문제점 파악이 끝났으면, 개선 목표를 설정할 차례다. 건강미인지수는 어느 정도 개선할 것이며, 세부적으로 탄력지수와 라인지수는 몇 점을 목표로 할 것인지 결정한다. 다음으로 일주일에 운동을 몇 회, 한 번에 어느 정도 할 것인지를 정하고, 푸드 다이어리를 작성해 칼로리 섭취량, 식사 내용에 관한 세부적인 계획을 수립한다.

이렇게 1단계의 마음먹기, 2단계의 몸 상태 측정과 문제점 파악, 3단계 개선 목표 설정이 끝나면 준비 단계는 완료되었다. 다음 단계인 4단계부터는 실제적인 관리 단계에 돌입한다.

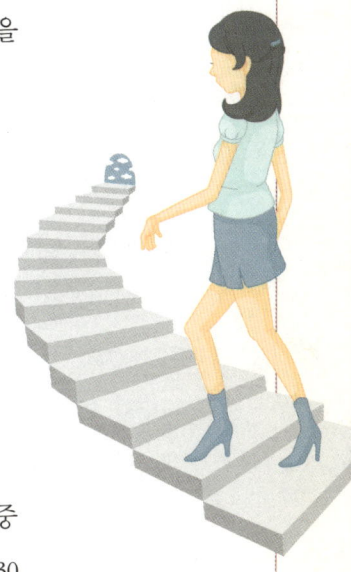

한 걸음 한 걸음, 계단을 오르는 마음으로

목표는 절대 무리하게 세워서는 안 된다. 무리한 목표는 마음을 조급하게 만들고, 쉽게 지치게 하여 자포자기하는 결과를 낳게 한다. 누구나 단기간에 반짝 살을 빼고 얼마 지나지 않아 다시 볼품없는 몸매로 돌아가는 것을 원하지는 않는다. 영원히 탄력 있는 몸매를 유지하고 싶어 한다. 그러기 위해선 급하고 과격한 행동보다는 단계적으로 차근차근 생활을 변화시켜 몸매를 다듬어가야 한다.

건강 미인이라는 정상을 바라보며, 한 걸음 한 걸음 계단을 오르는 마음가짐으로 목표를 관리하는 게 우선이다. 또 하나 중요한 것은 건강 미인이 되기 위해 무엇을 할 것인지를 결정하는 것이다. 따라서 목표 세우기도 어떤 것을 하겠다는 데 초점을 맞춰야 한다.

건강미인지수의 개선 목표는 한 달에 10 정도가 적당하다

자기 몸 상태를 분석한 후 탄력지수와 라인지수 중 30 이하인 부분을 집중적으로 개선한다. 무늬만 미인인 단순 미인형(탄력지수 30 미만, 라인지수 30 이상)은 탄력지수를 10 정도 높여서 30 이상이 되도록 목표를 세워야 하며, 근육형(탄력지수 30 이상, 라인지수 30 미만)은 라인지수를 10 정도 높일 계획을 세워야 한다. 무책임형(탄력지수 30 미만, 라인지수 30 미만)은 먼저 라인지수를 개선하고, 탄력지수를 높이는 것이 좋다.

첫 달에는 지수를 10 정도 개선하는 것을 목표로 하나, 그 다음달에는 5 정도 개선을 목표로 조금씩 천천히 진행해야 몸에 무리가 없다. 만약 건강미인지수가 40(Fair : 몸매가 무너진 상태)인 사람이 계획대로 실행한다면, 9개월 만에 건강미인지수가 90(World Best)인 최고 미인이 되는 것이다. 인생에서 9개월은 긴 시간이 아니므로, 절대 욕심 부릴 필요가 없다. 명심하자! 과욕은 금물이다.

탄력지수와 라인지수의 개선 목표가 세워지면, 자신의 부위별 점수 중 가장 낮은 점수를 나타내는 부위부터 개선 수치를 계산하여 실행 목표를 세운다.

가령 탄력지수 측정 기준에 따라 팔뚝 측정치 2.5cm, 복부 측정치 3cm, 등 측정치 1.8cm, 허벅지 측정치 3.4cm로 탄력지수가 13인 경우는 탄력이 떨어져 측정치가 많이 나오는 허벅지 – 복부 – 팔뚝 순으로 개선 계획을 세운다. 라인지수는 키가 162cm인 여성이 가슴 83cm, 허리 69cm, 엉덩이 92cm, 허벅지 51cm, 팔뚝 23cm, 종아리 32cm라면 각 치수를 키(162)로 나누어 계산한 평가 점수가 각각 7, 4, 6, 6, 8, 7로 전체 라인지수가 35인 경우는 허리(4) – 엉덩이(6) – 허벅지(6) 순으로 개선 계획을 세운다.

개선을 목표로 하는 부위별 측정치(혹은 평가 점수)로 구체적인 개선 치수(cm)를 계산할 수 있는데, 이와 같은 개선 치수를 기준으로 실행 목표를 세운다. 위의 사례에서 탄력지수 5점을 개선 목표로 할 경우는 허벅지 0.2cm, 복부 0.2cm, 팔뚝 0.1cm 정도의 측정치(늘어지는 정도)를 줄이면 된다. 위의 사례에서 라인지수 5점을 개선 목표로 할 경우는 허리 3점, 엉덩이 1점, 허벅지 1점을 개선하면 된다. 구체적인 개선 치수는 허리 5cm, 엉덩이 2cm, 허벅지 1cm다.

이러한 개선 계획에 따른 자신의 탄력지수와 라인지수는 주 1회 정도 측정하여 개선 정도를 평가한다. 그러나 평가는 단순히 진행 정도를 파악하기 위한 것임을 잊어서는 안 된다. 계획대로 되지 않았다고 무리한 행동을 하면 공든 탑이 무너질 수 있기 때문이다.

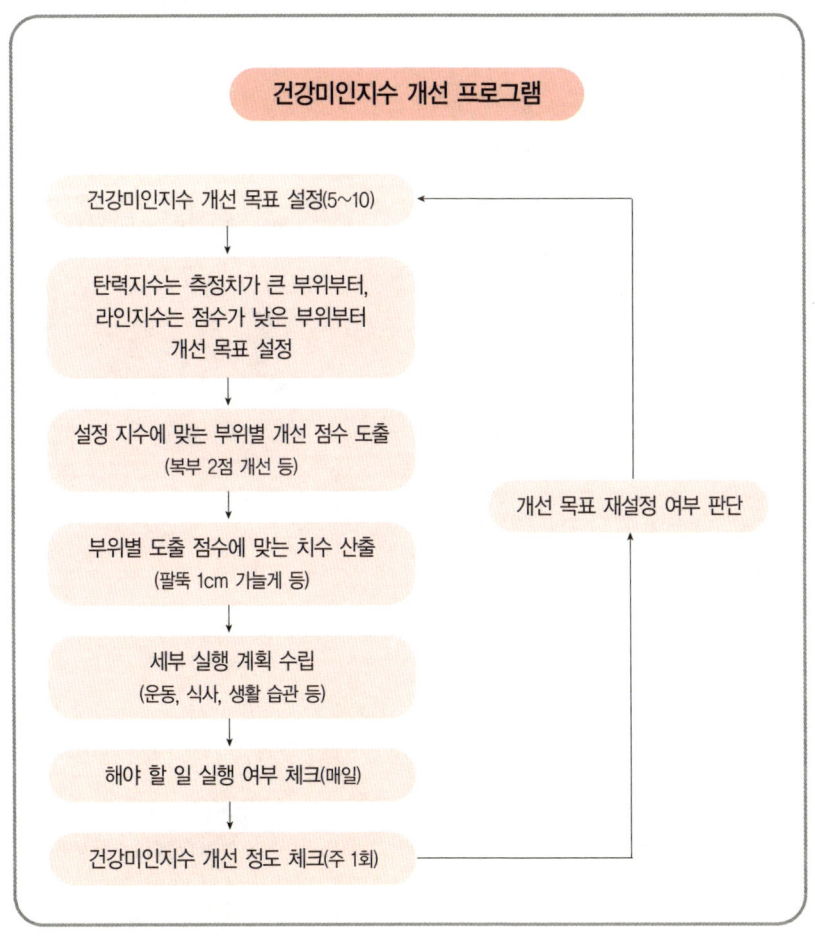

건강미인지수 개선 프로그램

건강미인지수 개선 목표 설정(5~10)

↓

탄력지수는 측정치가 큰 부위부터, 라인지수는 점수가 낮은 부위부터 개선 목표 설정

↓

설정 지수에 맞는 부위별 개선 점수 도출 (복부 2점 개선 등)

↓

부위별 도출 점수에 맞는 치수 산출 (팔뚝 1cm 가늘게 등)

↓

세부 실행 계획 수립 (운동, 식사, 생활 습관 등)

↓

해야 할 일 실행 여부 체크(매일)

↓

건강미인지수 개선 정도 체크(주 1회)

개선 목표 재설정 여부 판단

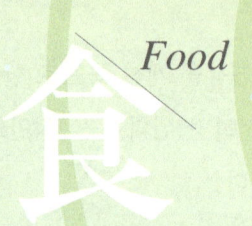

Food

食

4단계
식사 관리

준비 단계가 끝났으면 본격적인 실행 단계로 들어간다. 세상일은 관심 있는 만큼 알 수 있고, 아는 만큼 보이며, 보이는 만큼 얻을 수 있다. 그러나 한 번 행하는 것이 백 번 아는 것보다 중요함을 잊지 말자.

탄력지수와 라인지수를 높여 건강 미인이 되는 데 가장 중요하면서 기본이 되는 것은 음식이다. 우리는 음식물을 섭취함으로써 활동과 건강 유지에 필요한 영양분을 얻는다. 우리 몸에 들어오는 요소들이 잘못되면 탄력 있는 몸매로 가꾸는 데 몇 배의 노력이 든다. 탄력 있는 몸매를 가꾸는 데 방해가 되는 요소를 우리 몸에 들어오지 못하게 원천 봉쇄하는 것이 가장 효율적인 몸매 관리 방법이다. 이제 식습관의 문제점을 파악하고, 올바른 식사 관리를 해보자. 식사 관리만 잘하면 산중턱 이상 도달한 것과 마찬가지다.

먹자! 먹자!
탄력을 키우자!

사람의 몸을 좋고 나쁘게 만드는 여러 가지 요소들 중 가장 중요한 것은 무엇일까? 그것은 당연히 음식이다. 잘 먹으면 건강하게 잘 살 수 있고, 잘못된 것을 먹거나 제대로 못 먹으면 병들거나 조화롭지 못한 상태로 살 수밖에 없다. 탄력 있는 몸매를 만드는 일에도 마찬가지로 먹거리가 매우 중요하다. 무엇을 어떻게 먹느냐에 따라 몸매의 탄력과 바디라인이 살아나기도 하고 무너지기도 한다.

인간의 몸을 구성하는 모든 요소들은 인간의 입으로 섭취한 음식물에 의해 여러 과정을 거쳐 생성, 유지된다. 결국 우리 몸을 원하는 방향으로 바꾸려면 음식물을 바꿔야 한다. 약이 되는 음식을 섭취하면 몸에 약이 되고, 독이 되는 음식을 섭취하면 몸에 독이 되는 것이다.

여기서 우리가 간과해선 안 될 것은 우리 몸은 기계가 아니라는 점이다. 우리 몸은 여러 가지 현상들이 유기적으로 일어나는 유기체다. 따라서 때로는 수학 공식 같은 법칙들이 통하지 않을 때가 있다. 가령 밥 한 끼를 굶었다고 해서 절대로 굶은 만큼 체중이 줄지는 않는다. 다만 탄력 있는 몸매와 아름다운 바디라인을 만들고 유지하기 위해서 우리가 먹는 음식과 관련하여 반드시 고려해야 할 요소들이 있다.

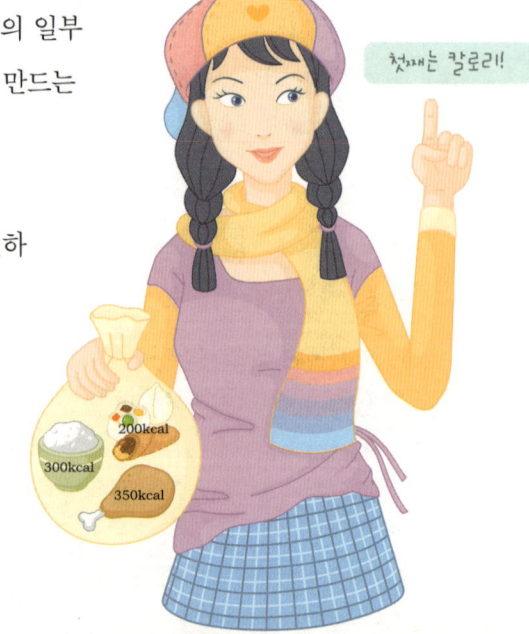

첫째는 칼로리다

물론 칼로리가 전부는 아니다. 하지만 같은 음식일 경우 섭취하는 음식의 칼로리가 많다면(먹은 음식의 양이 많거나 고지방 식품을 먹었다면) 몸에서 소비되지 않은 칼로리는 어떠한 형태로든 몸에 저장된다.

몸매가 매우 탄력적이고 바디라인이 살아 있는 경우라면, 식생활 외의 라이프스타일이 바뀌지 않는 이상 현재와 같은 정도의 칼로리를 섭취하는 것이 좋다. 흡수되는 에너지와 소비되는 에너지가 같아야 하기 때문이다. 그러나 몸이 왜소하고 피하지방층도 부족하여 전체적으로 몸의 탄력이 부족한 상태라면, 현재보다 많은 칼로리를 섭취해야 한다. 그래야 사용하고 남은 칼로리가 신체의 일부에 저장되어 탄력 있고 라인이 살아 있는 몸매를 만드는 구성 요소가 되는 것이다.

반대로 체중이 많이 나가고 과도한 지방층으로 인하여 몸매의 탄력이 떨어진 상태라면, 일단 칼로리 섭취량을 줄여야 한다. 우리 몸에서 소비하는 칼로리보다 섭취하는 칼로리가 많은 상태에서 체중을 줄이거나 원하는 부위의 탄력과 라인

첫째는 칼로리!

200kcal
300kcal
350kcal

을 회복하기란 무척 어려운 일이다. 그렇다고 단식과 같은 극단적인 방법을 써서는 안 된다. 심한 공복감을 느낄 정도의 단식은 요요 현상의 원인이 되어 아무런 효과도 기대할 수 없다. 몸과 마음만 힘들고, 원래의 몸매보다 탄력과 라인이 더 망가지는 역효과가 생기기 쉽다.

섭취하는 칼로리를 줄여야 한다는 것은 심한 공복감을 느끼지 않는 범위에서, 식사의 메뉴와 질은 바뀌지 않은 상태에서 그렇게 하라는 뜻이다. 예를 들어 한 끼에 쌀밥 세 숟가락만 줄이면 한 달에 몸무게를 1kg 감량할 수 있다는 개념으로 받아들여야 한다. 반대로 한 끼에 쌀밥 세 숟가락을 더 먹으면 체중이 매달 1kg씩 증가할 것이다.

나에게 필요한 1일 칼로리 섭취량 정하기

여자는 {(키−100)×0.85}, 남자는 {(키−100)×0.9}가 정상 체중이라고 할 수 있다. 물론 체중만으로 건강 상태나 몸매의 탄력을 논할 수는 없겠지만 체중이 탄력 있는 몸매를 위한 요소임은 분명하다. 또 우리가 섭취하는 칼로리는 이런 체중과 밀접한 관계가 있다. 여기서는 체중과 칼로리에 대해서 알아볼 것이다.

우리가 섭취해야 하는 칼로리는 우선 활동량에 따라 가벼운 활동, 보통활동, 활발한 활동 등 3가지로 활동 유형을 분류하여 그에 따라 정한다. 그렇다면 활동 유형별 소모 칼로리량은 얼마나 될까?
먼저 활동량이 극히 적은 사람(책상에 앉아서 근무하는 사람들이나 학생들, 운동을 전혀 하지 않는 경우 등)은 대략 하루에 체중 1kg당 28kcal를 소비한다. 활동량이 적은 사람(책상에 앉아서 근무하는 회사원 중 불규칙적이나마 운동을 하는 경우 등)은 체중 1kg당 31kcal를 소비한다. 활동량이 보통인 사람(활동량이 어느 정도 있는 직업을 가지고 있거나 일주일에 1~2회 운동을 하는 경우, 하루에 걷는 양이 많은 경우)은 체중 1kg당 33kcal를 소비한다. 끝으로, 활동량이 많은 사람(활동적인 직업을 가지고 있거나 주 3회 이상 20분 이상씩 운동을 하는 사람 등)은 체중 1kg당 37kcal의 에너지를 평균적으로 소비한다.

자신의 키에 맞는 정상 체중을 계산하고, 그 체중과 자신의 라이프스타일에 따라 하루에 섭취해야 하는 칼로리를 계산할 수 있다. 라이프스타일이 변하지 않은 상태에서 이렇게 계산된 칼로리보다 많은 양을 섭취하면, 체중은 늘어나고 정상 체중에서 점점 멀어지는 것이다.

구 분	활동 종류	1일 칼로리 섭취량 계산식
가벼운 활동	사무직, 전문직, 노인, 아이가 없는 주부	정상 체중×(28~31)kcal
보통 활동	활동적인 직장인, 아이를 키우는 주부, 학생	정상 체중×33kcal
활발한 활동	노무자, 운동선수	정상 체중×37kcal

예) 키가 160cm이고 활동량이 보통인 여성의 1일 섭취 칼로리량 계산법

정상 체중 : $(160-100)×0.85=51kg$

1일 섭취 칼로리 : $51×33kcal=1683kcal$

더욱 중요한 것은 양보다 질

탄력 있는 몸매를 만들기 위한 식사에서 칼로리와 더불어 중요한 것은 식사의 질(내용)이다. 같은 칼로리의 음식을 섭취했다 하더라도 음식의 종류와 성분에 따라 몸매의 탄력에 미치는 영향은 크게 차이 난다.

탄력 있는 몸매를 유지하려면 지방이 많은 음식은 가급적 먹지 않는다. 지방은 소장에서 지방산과 글리세롤로 분해, 흡수된다. 흡수된 후에는 중성 지방이 되고, 이 중성 지방은 혈액으로 보내진다. 혈액 속의 중성 지방은 간장으로 보내져 에너지로 소비되는데, 소비되지 않고 남은 지방은 축적되어 지방간을 만든다. 또 혈액 속에 너무 많은 지방이 흡수되어 간장으로 보내지지 못하면 지방 세포로 축적된다.
이와 같이 축적된 지방 세포들이 우리의 배를 처지게 하거나 볼록 나오게 하며, 허벅지를 굵게 하고, 허리에 들러붙어 바디라인과 탄력을 무너뜨린다. 내장 주변에 차곡차곡 쌓여 우리의 건강을 위협하는 것 역시 축적된 지방 세포들이다.

따라서 되도록이면 지방이 없거나 적은 음식을 먹도록 노력해야 한다. 물론, 지방을 안 먹는다는 것이 그리 쉬운 일은 아니다. 기름의 고

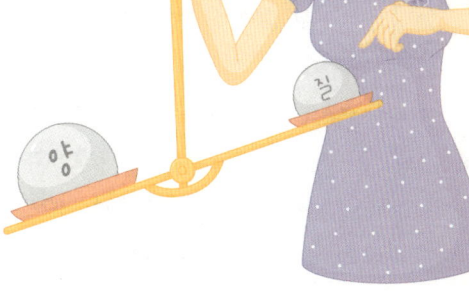

소한 맛은 식욕을 증진시키는 요소 중의 하나이기 때문이다. 하지만 조금만 신경 써서 욕구를 줄이고 습관을 들이면, 우리가 섭취하는 지방의 양을 상당히 줄일 수 있다.

지방 섭취를 줄이는 방법은 첫째, 지방 함량이 적은 재료를 사용한 요리를 먹는 것이다. 예를 들어 고기 요리를 할 때는 가급적 살코기를 사용한다. 둘째, 기름이 반드시 들어가는 튀김이나 부침 등의 조리법보다는 굽고, 찌고, 삶는 조리법을 이용한 요리로 바꾸는 것이다. 셋째, 마요네즈를 비롯한 대부분의 소스류는 대부분 주성분이 식용유이므로, 케첩 등 지방 성분이 적은 것으로 바꿔 먹는다.
부득이 요리에 지방이 필요한 상황이라면, 동물성 기름보다는 식물성 기름을 사용한다. 식물성 기름에는 필수 지방산과 불포화 지방이 많이 들어 있으므로, 영양학적인 측면에서도 동물성 기름보다 이점이 많다.

탄력 up!
지방 섭취량을 줄이기 위한 생활 지혜

- 고기를 구워 먹을 때는 가급적 소금구이를 하고, 기름장에 찍어 먹는 것은 삼간다.
- 술안주나 간식을 먹을 때 마요네즈 대신 케첩이나 고추장을 찍어 먹는다.
- 라면을 끓일 때는 면 삶은 물을 버리고, 새 물을 부어 끓인다.
- 삼겹살 등 고기류는 프라이팬 대신 기름이 빠지는 석쇠 등에 굽는다.
- 생선을 구울 때는 프라이팬 대신 그릴과 석쇠를 이용한다.
- 달걀을 먹을 때는 프라이보다는 찜 등 기름이 적게 들어가는 요리를 한다.
- 야채를 볶을 때는 먼저 물에 데친 후 볶아서 재료에 흡수되는 기름의 양을 줄인다.
- 고기 요리를 할 때는 지방 부분을 최대한 없앤다.

췌장에서 분비되는 호르몬 중에 인슐린이 있다. 흔히 인슐린 하면 당뇨병을 떠올리게 되는데 인슐린은 당뇨병 환자에게 꼭 필요한 호르몬이다. 또 인슐린은 우리 몸의 지방 축적과 관련이 있어 비만, 나아가 탄력과 바디라인 유지에도 관여하는 호르몬이다.

식사를 하면 음식 속의 탄수화물이 분해되어 당분이 만들어진다. 이 당분이 혈액으로 흡수되어 혈당의 양이 증가하면, 우리 몸은 췌장에서 인슐린을 분비한다. 인슐린은 우리 몸에서 두 가지 작용을 한다. 첫째, 혈액 속에 흡수된 당을 간장이나 근육으로 보내서 글리코겐이라는 형태로 저장하여 에너지로 사용할 수 있게 한다. 둘째, 간장이나 근육으로 보내지 않고 남은 당을 지방 세포로 축적시킨다. 축적된 지방 세포는 우리 몸을 살찌우고 바디라인을 무너뜨리는 원인이 된다.

여기서 꼭 기억해야 할 것은, 지방을 섭취해야만 우리 몸에 지방이 쌓이는 것이 아니라는 점이다. 밥과 같은 탄수화물을 과다 섭취하면 그 탄수화물이 우리 몸에서 당분으로 분해 · 흡수되고, 그 당분이 과다 흡수되어 에너지로 소비되지 않았을 때는 지방으로 전환되어 축적되는 것이다. 이와 같은 작용을 하는 것이 인슐린인데, 탄수화물을 많이 섭취하여 혈당이 갑자기 올라가면 혈당을 낮추기 위하여 인슐린의 분비도 늘어난다.

인슐린의 분비가 늘어나면 혈당이 근육이나 간장에서 소비되지 않아 지방으로 축적되는 양도 상대적으로 많아진다. 따라서 우리 몸에 축적되는 지방의 양을 줄이고 살이 찌지 않게 하려면 인슐린의 분비를 억제시켜야 하고, 되도록 탄수화물이나 지방 성분이 적은 음식을 먹어야 한다. 그래야 탄력 있고 라인이 살아 있는 아름다운 몸매를 나의 것으로 만들 수 있다. 우리 몸에서 인슐린이 적게, 천천히 분비되도록 하자. 인슐린을 잠재우자.

인슐린을 적게, 천천히 분비되도록 하는 식사법

음식물 섭취 후 체내의 인슐린 분비 속도와 관련하여 당(糖)지수(Glycemic Index)라는 용어를 사용한다. 이것은 탄수화물이 포도당으로 분해되어 혈액에 흡수되는 혈당의 양과 생성 속도를 대표하는 지표다.
앞서 말한 대로 혈당이 증가하면 인슐린이 증가하고, 인슐린이 증가하면 지방의 축적이 증가한다. 따라서 탄력 있는 몸매를 위해선 인슐린 분비가 적게 되는 음식, 즉 혈당지수가 낮은 음식을 먹어야 한다. 같은 탄수화물 100g으로 된 음식을 먹어도 인슐린의 양과 분비 속도는 다른데, 그것은 생성되어 흡수되는 혈당의 양(당지수)이 다르기 때문이다.

예를 들면, 흰쌀 100g과 현미 100g은 각각 350kcal의 열량을 내지만, 인슐린 분비의 양을 대표하는 당지수는 현미가 흰쌀의 3분의 2 정도밖에 되지 않는다. 따라서 같은 양을 먹어도 우리 몸에 축적되는 지방의 양은 크게 다를 수밖에 없다. 체중을 감량하거나 탄력 있는 몸매를 만드는 데

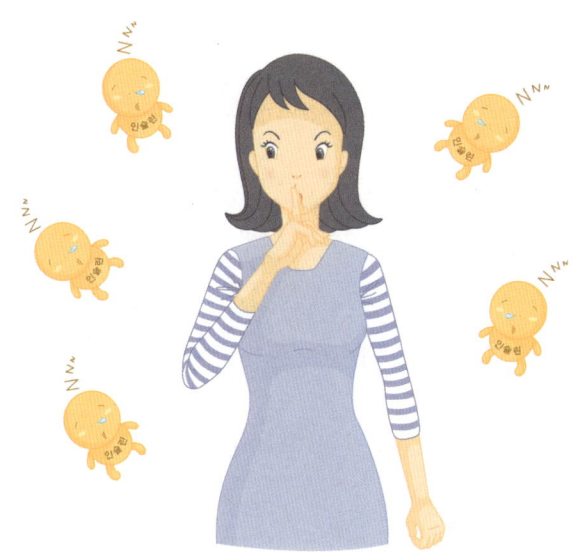

쌀밥보다는 현미밥 혹은 잡곡밥을 먹으면 효과적인 것도 이 때문이다.

그럼, 우리가 일상적으로 먹는 음식 중 당지수가 낮은 음식들은 어떤 것들이 있을까? 아래의 표에서 보는 바와 같이 당지수가 높은 음식들은 곡류를 원료로 한 탄수화물 음식에 많은 것을 알 수 있다. 단백질 식품인 육류, 생선류, 유제품류와 콩류는 대부분 당지수가 낮다.

따라서 다음의 표를 참조하여 각 영양소의 균형이 맞는 범위 내에서 적정 칼로리를 섭취하고, 같은 칼로리라 하더라도 당지수가 낮은 음식 중심으로 식단을 짜는 것이 좋다. 그러면 지방 축적이 예방되고 체지방이 줄어, 적당히 먹으면서도 탄력 있는 몸매를 가질 수 있다.

식품군별 당지수 대비

(100g당 기준치임)

구 분	당지수가 높은 음식(60 이상)	당지수가 낮은 음식(60 이하)
곡 류	흰쌀, 찹쌀, 크루아상, 베이글, 버터롤, 식빵, 팥빵, 우동, 바게트, 소면, 라면, 콘플레이크, 마카로니	현미, 죽, 잡곡, 율무, 메밀국수, 호밀빵, 보리, 스파게티, 오트밀
육 류	–	육류 대부분
생선류	–	생선류 대부분
콩류	콩가루, 팥앙금	콩류 대부분
야채류	무말랭이, 당근, 토란, 감자, 옥수수	야채류 대부분
과일류	파인애플	과일류 대부분
유제품류	–	유제품류 대부분
기타	케이크, 도넛, 초콜릿, 쿠키, 사탕, 핫케이크, 설탕, 찹쌀떡, 꿀, 시럽	차류, 주류, 주스류, 소스류

올바른 식습관이 탄력을 만든다

사람마다 처해 있는 환경과 하는 일, 습관이 다르다 보니 식습관도 천차 만별이다. 아침 시간에 바쁜 직장인이나 학생은 아침을 거르기 일쑤고, 야근이 잦은 직장인이나 수험생들은 늦은 시간에 간식을 먹는 일이 많다. 또 밥을 먹을 때도 빨리 먹는 사람, 밥알을 세듯이 천천히 먹는 사람, 식사중에 대화하기를 좋아하는 사람, 묵묵히 먹는 데만 열중하는 사람 등 여러 가지 모습을 볼 수 있다.

그러나 우리가 아무 생각 없이 지나치는 식습관 하나가 몸의 탄력과 라인에 큰 영향을 미친다는 점을 명심해야 한다. 올바른 식습관이 탄력을 만든다.

아침식사로 피부에 탄력을!

요즘 직장인과 학생들은 이른 아침부터 밤까지 그야말로 정신없이 바쁘게 살아간다. 지친 몸으로 돌아와 밤늦게 잠자리에 들다 보면 아침에 일찍 일어나기란 그리 쉬운 일이 아니다. 많은 사람들이 아침식사를 거르는 것도 잠이 부족하기 때문이다.

그러나 건강 유지는 물론 탄력 있는 몸매를 위해서도 아침식사는 정말 중요하다. 전날 밤 9시에 저녁식사를 했더라도 아침을 거르면 다음날 점심식사까지는 무려 15시간 이상 공백이 생긴다. 한 끼 식사를 거르면 그

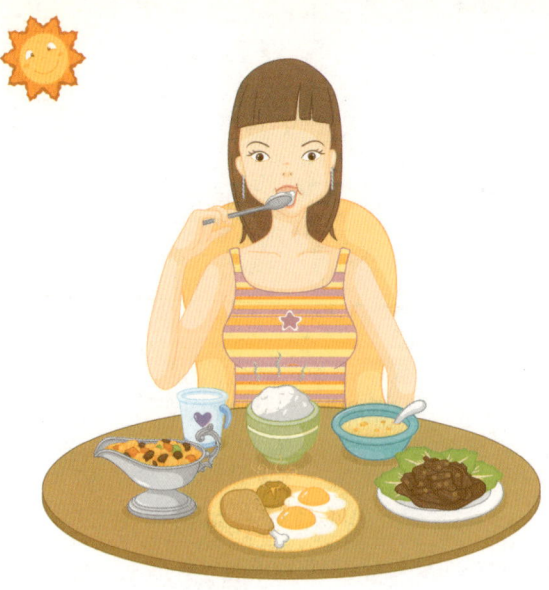

다음 끼니에는 평소보다 많은 양을 먹게 되며, 그 결과 영양을 과다 섭취하게 된다.

식사를 거르는 일이 잦아지거나 계속되면 우리 몸은 기초대사율이 떨어지고, 몸에 흡수되는 영양소를 체내에 많이 저장하려는 성질을 나타낸다. 영양소의 저장은 결국 지방의 축적으로 이어지고, 이러한 지방은 복부와 허벅지, 팔뚝 등에 조금씩 쌓인다. 이렇게 쌓인 지방은 몸의 탄력을 저하시키고, 바디라인을 무너뜨린다.

아침을 거르면 공복감을 견디지 못해 점심 전에 이것저것 간식을 먹게 된다. 간식으로 흔히 먹는 과자나 빵, 음료 등은 당분을 많이 함유하고 있어 적은 양을 먹더라도 칼로리를 많이 섭취하게 된다. 그러므로 탄력 있는 몸매를 유지하려면 아침식사는 적은 양이라도 규칙적으로 먹어야 한다.

규칙적인 식사와 생활로 라인 up!

우리 몸은 살아 있는 생명체고, 몸 속에서는 여러 가지 장기들이 쉬지 않고 움직인다. 우리 몸을 유지하는 데 가장 중요한 것은 순환과 대사, 즉 흐름이다. 몸 속에 있는 여러 가지 요소의 흐름이 좋으면 건강한 상태를 유지할 수 있고, 반대로 흐름이 좋지 않으면 어느 한 곳에 부하가 걸려 고장을 일으킨다.

이와 같이 몸 속 여러 가지 요소의 흐름이 원활하게 유지되기 위해서는 규칙성이 필요하다. 간단히 말해 우리가 일할 때 일하고 잘 때는 자야 하듯이, 몸 속 여러 가지 요소들도 작용할 때는 작용하고 쉴 때는 쉬어야 한다. 그렇지 않으면 반드시 어느 곳에든지 무리가 가게 되어 이상을 일으키고, 우리 몸은 치유를 위하여 이상을 알린다. 이상 신호는 통증으로 나타나는 경우도 있고, 바디라인을 무너뜨리는 경우도 있다. 다시 말해 불규칙한 생활을 하면 몸이 아프거나, 바디라인이 무너지게 된다.

따라서 규칙적인 생활을 하는 것이 몸 전반의 건강은 물론, 탄력 있는 바디라인을 유지하는 방법이다. 불규칙한 생활은 결국 불규칙한 식사로 이어지는데, 불규칙한 식습관은 위에 좋지 않은 영향을 준다. 또 제때 식사를 하지 않으면 공복감이 오래 유지되고 허기가 져서 음식을 허겁지겁 먹게 되므로, 결국 과식하게 되는 경향이 많다. 과식을 하면 우리 몸은 평소와 다른 흐름으로 인해 각각의 요소들이 무리를 하게 되고, 그 결과 기초대사율 감소와 그에 따른 근육량 감소, 지방 축적 등으로 몸의 탄력이 줄어들고 라인이 사라지고 만다.

조금씩 천천히 먹기

우리나라 사람들의 평균 식사 시간은 10~15분이다. 중·고등학교 시절, 점심시간에 도시락을 후닥닥 먹어치우고 공부를 하거나 밀린 잠을 보충하던 기억이 있을 것이다. 때로는 2교시가 끝나고 쉬는 시간 10분 동안 도시락을 먹어치우기도 했다.

이렇게 학창 시절을 거쳐오면서 형성된 습관으로 인해, 우리는 본의 아니게 밥은 빨리 먹을수록 좋은 것으로 생각하고 행동해왔다. 이러한 습관은 영양소가 많이 필요한 성장기에는 몰라도, 활동량이 부족하고 불규칙한 생활을 하는 성인들에게는 영양 과다의 원인이 된다.

사람이 식후 포만감을 느끼는 데는 보통 30분 정도가 걸린다. 포만감을 느끼게 하는 것은 식사 후에 흡수되는 혈액 속의 당분의 양과 관련이 있다. 우리 몸은 음식을 먹고 나면 소화와 분해를 통해 흡수된 혈당의 양을 감지하여, 포만감을 느끼게 함으로써 더 이상의 섭취를 중단시킨다. 그런데 밥을 빨리 먹으면 포만감이 느껴지기 전에 과식과 폭식을 하게 되고, 결과적으로 우리 몸의 혈당치가 급격히 상승한다. 그렇게 되면 늘어난 혈당을 제거하기 위해 인슐린 분비가 갑자기 늘어난다.

인슐린은 혈당을 간장이나 근육으로 보내 에너지로 소비시키려고 하지만, 간장과 근육에 짧은 시간에 축적될 수 있는 양은 한계가 있어 흡수된 혈당은 상당수 지방으로 축적되는 것이다. 폭식과 과식은 이런 과정을 통해 우리 몸에 지방을 쌓이게 하고, 몸매의 탄력과 아름다운 라인을 저 멀리 떠나보내는 것이다.

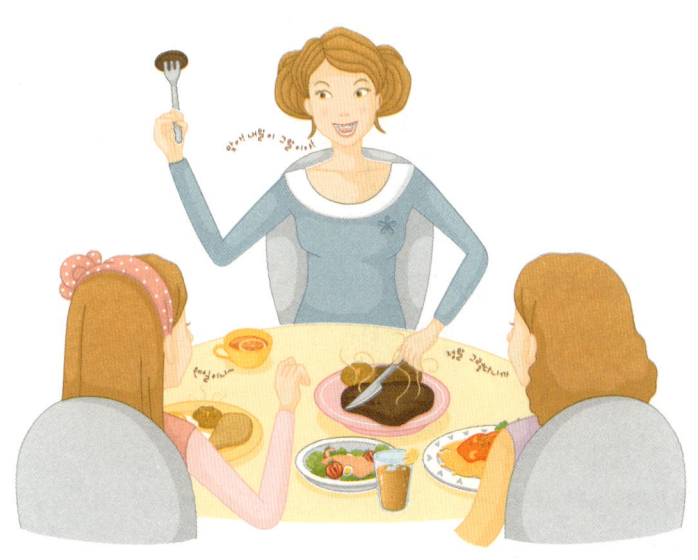

밥 먹을 때는 수다쟁이가 되자

옛말에 여자 셋이 모이면 접시가 깨진다고 했다. 여자들이 수다스럽게 떠드는 것을 부정적인 시각에서 이야기한 것이다. 그러나 요즘엔 여자가 남자보다 우월하다는 생각에 바탕을 두고, 수다스러움은 여자들만의 뛰어난 능력이라고 주장하는 이들이 있다. 여자는 남자에 비해 많은 말을 하면서도 상대방의 이야기를 충분히 들을 수 있고, 다양한 가치 판단을 할 수 있다는 것이다.

일상 생활에서 여자의 수다가 더욱 빛나는 때가 있는데, 그것은 바로 식사 시간이다. 우리는 예부터 식사할 때 말을 해서는 안 되고, 음식을 씹을 때 이를 보여서도 안된다는 등 엄격한 분위기에서 식사하는 것을 미덕으로 알아왔다.

그러나 탄력 있는 몸매를 위해서는 이러한 미덕을 과감히 깨야 한다. 밥 먹을 때만큼은 수다쟁이가 되어야 하는 것이다. 식사할 때 많은 이야기를 나누는 것은 함께하는 상대방과의 커뮤니케이션, 교류, 유대관계 형성에 유용한 도구다. 요즘 식사 예절에서 대화를 많이 권장하는 것도 이 때문이다.

탄력 있는 몸매를 만드는 차원에서는 이야기를 나눔으로써 식사 시간을 늘릴 수 있고, 밥을 천천히 먹게 된다는 사실이 포인트다.

앞서 말한 대로 식사를 천천히 하면 혈액에 흡수되는 당분이 천천히 공급되고, 인슐린 분비도 천천히 진행되어 우리 몸은 적절히 포만감을 느낀다. 결과적으로 음식물이 우리 몸의 지방 세포로 축적되는 것을 최대한 막아, 몸매의 탄력과 라인을 지속적으로 유지할 수 있는 것이다. 자, 우리 모두 밥 먹을 때는 수다쟁이가 되자.

식후 30분이 운명을 결정한다

탄력 있는 몸매를 만드는 데 있어 하루 24시간 중 어느 때가 가장 중요할까? 당연히 식후 30분이다. 이것 역시 우리 몸에서 지방을 축적시키는 인슐린 분비와 관련이 있다. 식사하고 나서 소화가 되면 혈당이 증가함에 따라 인슐린 분비가 촉진된다. 이때 혈당이 근육이나 장기에서 에너지로 소비되지 않으면 지방으로 축적된다. 따라서 혈당이 흡수되는 동안 기초대사량을 늘림으로써 혈당이 에너지로 소비되는 양을 늘려야 축적되는 지방의 양을 줄일 수 있고, 그 결과 탄력 있는 몸매를 유지할 수 있는 것이다. 식사를 마치고 주변을 산책하거나 간단한 운동 등을 통해 에너지 소비량을 늘리는 것이 중요한 것도 이 때문이다.

우리의 하루 일과를 보면 아침식사 후에는 서둘러 출근하는 것이 보통이다. 대중교통을 이용하는 경우는 그래도 걸을 수 있으니 다행이지만, 자가 운전자의 경우는 차에 앉아서 운전하다 보니 탄력 있는 몸매 관리에는 소홀해지기 십상이다.

직장 여성의 점심시간을 살펴보자. 주5일 근무제가 확산됨에 따라 업무 시간을 효율적으로 활용하자는 추세다 보니, 회사에서는 업무 시간에 개인적인 일을 처리하는 것을 극도로 싫어한다. 따라서 점심시간에 식사 후 남는 30분 동안 개인적인 일들을 처리한다. 문제는 이런 것들을 대부분 인터넷으로 처리한다는 데 있다. 식사하자마자 남는 시간을 대부분 컴퓨터 앞에 앉아 있기 때문이다. 그러는 동안 지방은 우리 몸 속에 차곡차곡 쌓인다. 피곤하여 식사 후 책상에 엎드려 낮잠을 청하는 경우는 말할 것도 없다. 점심식사 후에는 반드시 건물 주변이라도 걷는 것을 생활화하자.

저녁의 경우를 살펴보자. 회식이나 모임 등으로 외식을 하는 경우, 한 시간이든 두 시간이든 자리에 앉아서 먹고 마시고 이야기 나누는 것이 전부다. 그러니 지방 축적은 거리낌없이 진행된다. 저녁 시간대에는 낮 시간에 비해 우리 몸의 기초대사량이 적어지기 때문에, 지방 축적 비율은 더 크다. 가정에서 식사하는 경우도 마찬가지다. 저녁식사 후 우리는 소파에 앉아서 차를 마시거나 TV를 보고, 가족과 이야기를 한다. 역시 지방이 축적될 수밖에 없다. 저녁식사 후에는 집 주변을 산책하거나 가벼운 운동을 하자. 식사하자마자 설거지를 하는 것도 좋다. 작은 변화가 탄력 있는 몸매와 그렇지 않은 몸매를 결정짓는 중대한 분수령이다.

물론, 식사 직후의 과격한 운동은 소화 장애 등을 일으킬 수 있다. 위에 부담을 주지 않는 가벼운 운동으로, 탄력 있는 몸매를 가진 건강 미인이 되자.

사회 생활을 하는 성인은 물론이고, 가정 주부도 이런저런 술자리를 갖게 되는 경우가 많다. 직장인이라면 더욱 흔할 것이고, 아마 그 횟수는 일주일에 적게는 1회에서 많게는 3~4회까지 다양할 것이다.

우리가 흔히 잘못 알고 있는 사실 중의 하나가 바로 이 술에 대한 생각이다. 술자리로 인해 탄력 있는 몸매를 무너뜨리는 주범은 당연히 안주와 술이다. 이중 술에 대해서는 특히 잘못된 상식을 가지고 있는 경우가 많다. 많은 사람들이 술을 마시면 몸도 피곤하고 하니 칼로리 소비가 많을 것이며, 심지어 술에는 칼로리가 없을 거라고 생각한다. 몸매가 무너지는 데 있어 '술은 무죄'라고 생각하는 것이다.

그러나 안타깝게도 알코올 1g에는 7kcal의 열량이 존재하며, 술에는 맛을 좋게 하기 위해 당분을 첨가하는 경우가 많다. 평균적으로 맥주 1잔은 80kcal, 소주 1잔은 70kcal, 양주 1잔은 무려 110kcal의 열량을 낸다. 따라서 소주 1병을 마시면 약 500kcal의 열량을 섭취하는 것이다.

그리고 술에는 다른 영양소는 들어 있지 않기 때문에 많이 마실수록 영양 상태는 부실해지고 칼로리 섭취만 늘어나 살이 찌게 되니, 결국 탄력 있는 몸매는 남의 이야기가 되는 것이다. 탄력 있는 몸매 만들기에 있어 술은 정말 백해무익한 존재다.

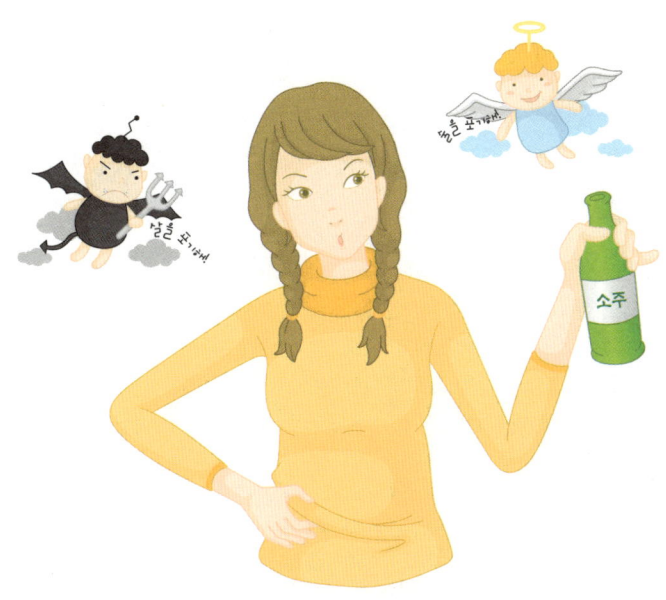

탄력 있는 몸매를 망가뜨리는 데 일조하는 또 하나의 주범은 역시 안주
다. 술을 잘 마시는 사람은 잘 마시는 대로, 못 마시는 사람은 못 마시는
대로 '안주발'을 세운다. 한 잔 두 잔 술이 들어가면 자신도 모르게 습관
적으로 안주에 손이 가는 경우가 많다. 우리는 흔히 술 마실 때 안주를
든든하게 먹어야 취하지 않는다고 생각하고, 때로는 술 마시고 난 뒤에
밥을 먹어야 건강을 해치지 않는다며 마지막에 밥 한 공기나 냉면 한 그
릇이라도 뚝딱 해치우곤 한다.

술을 한 잔도 못 하는 여성이라도 회식 등의 술자리에는 참석하는 것이
보통이다. 이때 술을 마시지 않는 여성은 안주 쪽으로 열심히 젓가락을
움직이는데, 안주로 나오는 음식들을 가만히 떠올려보자. 그동안 많은
관심을 갖고 이곳저곳을 보았지만, 아직 술집에서 저칼로리나 다이어트

술안주를 제공하는 경우는 보지 못했다. 술안주는 대부분 기름진 음식으로, 고단백 고칼로리 음식이 많다. 동물성 기름이 듬뿍 붙어 있는 삼겹살, 기름에 튀긴 치킨, 감자튀김, 돈가스 등 하나부터 열까지 기름진 음식들뿐이다.

그럼 탄력 있는 몸매를 유지하려면 어떻게 해야 할까? 가장 좋은 방법은 술자리를 갖지 않는 것이다. 술을 포기하지 않으면, 살을 포기해야 한다. 현실적으로 술자리를 피할 수 없다면, 술자리에 있는 동안 스스로 많은 노력을 해야 한다. 자신이 몇 잔을 마셨는지 계속 생각하여 과음하지 않도록 하고, 물을 많이 마셔서 혈중 알코올 농도를 낮추도록 한다.
안주는 기름진 것은 피하고, 마른안주 등도 기름에 튀긴 과자나 지방 성분이 많은 땅콩류는 과다 섭취하지 않는다. 가능하면 국물이 있거나 야채가 많이 들어간 안주를 먹는 것이 좋다. 가장 중요한 점은 이런저런 이야기를 많이 나누어 자신도 모르게 습관적으로 안주를 먹는 버릇을 고쳐야 한다는 것이다.

부서 회식으로 술자리가 많다면 회식 자체를 아예 영화나 스포츠, 공연 감상 등으로 바꾸자고 제안해보자. 탄력 있는 바디라인을 유지할 수 있을 뿐만 아니라, 변화의 새 바람을 일으킨 주인공으로 직장에서도 인정받을 것이다.

기특한
채식 이야기

탄력 있는 몸매를 만들기 위한 식습관 중 중요한 것이 채식이다. 이 말은 항상 채식만을 하고 동물성 음식은 절대로 섭취해서는 안 된다는 의미는 아니다. 채식과 육식의 특성을 잘 이해하고 자신의 상황에 따라 조화를 이룬 식사를 하는 것이 중요하다.

한때 쌀밥에 고깃국이 최고의 식단이었던 시절이 있었다. 고기는 명절 혹은 기념일에나 맛볼 수 있는 귀한 음식이었으며, 일반적인 식단은 김치를 비롯한 채소 반찬으로 채워지곤 했다. 그러나 국가 경제가 성장하고 개인 소득 수준이 향상됨에 따라 육류를 일상적으로 먹게 되었고, 그러한 식습관의 변화는 비만과 기타 질병의 원인이 되고 있다. 현대인에게 고기는 더이상 최상의 먹거리가 아니다. 오히려 비만과 성인병 예방, 탄력 있는 몸매 유지 등의 이유로 채식의 선호도가 지속적으로 높아지고 있다.

비만으로 인해 몸매가 망가진 사람이라면 채식이 탄력 있는 몸매를 되찾는 데 도움을 주는 것은 사실이다. 그러나 무조건적인 채식은 예상치 못한 화를 초래할 수 있다. 이른바 '오로지 채식'은 영양 결핍을 일으키는 원인이 된다. 따라서 채식에 대한 올바른 이해가 선행돼야만 채식으로 건강과 탄력 있는 몸매를 유지할 수 있다.

현재 세계적으로 공감을 얻고 있는 채식에도 명明과 암暗은 있다. 채식 위주의 식단이 탄력 있는 몸매에 도움이 되는 것은 분명한 사실이지만, 채식이 모든 사람에게 좋은 것은 아니다. 특히 채식에도 다양한 단계가 있어, 상황에 따라 주의할 점이 다르다.

탄력 있는 몸매를 만들기 위한 측면에서, 채소는 섬유질과 수분이 많으므로 칼로리는 적고 공복감을 줄일 수 있는 식재료다. 따라서 고기와 같은 동물성 식품을 채소로 대체할 경우, 상대적으로 동물성 지방의 흡수를 줄여 탄력 있는 몸매를 유지할 수 있다. 주의할 점은 지나치게 채소 중심의 식사를 할 경우 단백질의 섭취가 줄어든다는 것이다. 이와 같은 저단백 식사는 칼슘 흡수를 방해해 뼈의 건강을 위협할 뿐만 아니라, 근육량을 줄어들게 하여 저체중 상태를 야기함으로써 몸매의 탄력과 라인을 무너뜨린다.

그러므로 탄력 있는 몸매를 유지하려면 단계별 채식을 하여 영양 결핍이나 근육량이 지나치게 줄어드는 일이 없도록 주의해야 한다. 또한 극단적인 채식으로 몸매의 탄력이 현저하게 떨어진 사람들은 오히려 단백질원을 섭취해야 한다.

적게 먹고 가뿐히 날자!

앞에서 말한 것처럼 탄력 있는 몸매를 만드는 데 식습관은 매우 중요하다. 그중 식사의 질 못지않게 양도 중요하다. 우리 몸은 보통 7700kcal를 과다 섭취하면 체지방이 1kg 정도 증가한다. 따라서 적당한 식사량은 탄력 있는 몸매 유지의 필수 조건이다. 간단히 말해 한 끼에 밥을 세 숟가락 줄인다면 한 달에 체중 1kg을 줄일 수 있다. 반대로 잦은 회식과 술자리, 과식, 간식, 야식 등으로 하루에 정상적인 칼로리보다 700kcal 정도 과잉 섭취하게 되면 한 달에 체중이 약 3kg 증가한다.

지금부터 밥그릇을 줄이자. 작은 공기에 밥을 먹는 습관을 기르자. 한 끼에 딱 세 숟가락만 덜 먹자. 힘들다면 처음 일주일은 한 숟가락만 줄이고, 그 다음 일주일은 두 숟가락을 줄이는 것이다. 이와 같은 방법을 지속하여 소식하는 습관을 갖자. 처음에는 배부르게 먹었을 때보다 공복감이 느껴져 다소 어려울 것이다. 그러나 조금만 이겨내면 우리의 몸은 쉽게 적응하여 식사량을 줄이고도 공복감을 느끼지 않게 되고, 탄력 있는 몸매를 유지할 수 있게 된다. 적게 먹고 탄력 있게 살자.

탄력 up!
식사 관리 족집게 키포인트

- 식사를 거르면 그 다음 끼니에는 더 많은 양의 음식을 먹기 쉬우며, 식사를 거르는 일이 많아지거나 계속되면 우리 몸은 이를 비상 사태라고 판단하여 기초대사량을 떨어뜨리고 영양분을 많이 저장하려는 특성을 나타낸다. 아침식사를 거르는 것은 절대로 금물!

- 일할 때는 일하고 쉴 때는 쉬어야 하듯이 우리 몸 속 장기들도 마찬가지다. 불규칙한 식습관은 위에 좋지 않은 영향을 주고, 제때에 식사를 하지 않으면 배가 많이 고픈 상태에서 음식을 먹게 되므로 과식을 하게 되는 경우가 많다. 일은 제때 못해도 밥은 제때 먹자.

- 위에 음식물이 도착했다는 신호가 우리의 뇌로 보내지기까지는 20~30분이 걸린다. 음식을 너무 빨리 먹으면 포만감이 뇌에 전달되지 못해 적정량보다 많이 먹게 될 수 있다. 밥을 먹을 때는 천천히, 천천히 꼭꼭 씹어 먹자.

- 고소한 기름 냄새에 유혹되면 끝장! 지방은 다른 영양소에 비해 두 배 이상의 칼로리를 내기 때문에 신경을 써야 한다. 기름을 많이 사용한 튀김, 볶음, 부침 등의 음식은 되도록 피하고, 기름이 덜 들어간 음식 위주로 먹는다.

- 인스턴트 음식이나 패스트푸드는 자극이 강하고, 대체로 칼로리가 높고 지방이 많아 체중을 증가시키기 쉬우므로 가급적 삼간다.

- 밥보다 무서운 디저트! 후식이나 음료에는 당분이 많이 들어 있으므로 가능하면 줄이고, 녹차 같은 저칼로리 차 종류로 먹는다.

- 편식은 금물! 음식을 골고루 먹어 균형 잡힌 영양 섭취를 해야 한다.

- 간식은 되로 먹고 말로 체중 늘리는 우리의 적. 푸드 다이어리에 계획된 것이 아니라면 간식은 먹지 않는다. 생각 없이 먹는 비스킷 한 조각, 탄산음료 한 잔이 우리의 아랫배와 팔뚝을 우람하게 한다는 사실을 잊지 말자. 공복감이 심한 경우에도 수분이 많고 열량이 적은 간식을 섭취한다.

- 밤에는 우리 몸도 쉬어야 한다. 밤에는 활동량과 기초대사량이 감소하는 것이 일반 적이므로, 늦은 시간에 음식을 먹는 것은 삼간다. 또 늦은 밤에 음식을 많이 먹으면 다음날 소화도 안 되고 아침을 거르게 되며, 불규칙한 식사의 연속이 될 수 있다.

- 채식을 즐기자! 식이섬유가 많은 채소들은 공복감을 줄여주고, 몸에서 오래 머무르 지 않고 대부분 배출되므로 물과 함께 충분히 먹으면 체중 조절에는 그만이다.

- 무리한 식사 제한은 삼간다. 몸매 관리를 위해 음식을 지나치게 제한하는 금식이나 단식은 장기적으로 습관화하기 어렵다.

- 물을 많이 마시자! 칼로리를 줄여 섭취하면 우리 몸은 에너지를 공급하기 위해 저 장해둔 체성분을 분해하는데, 이 과정에서 생성된 대사 산물을 체외로 배설하기 위 해서는 물을 충분히 마셔야 한다.

- 무엇보다 중요한 것은 매일매일 지속하는 것! 체중 조절을 위한 식사 관리는 인내 심을 갖고 꾸준히 실천해나가야 한다.

動 *Exercise*

5단계
운동 관리

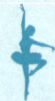

식사 관리의 계단을 올라 어느 정도 내공을 쌓았으면 이제 운동 관리에 돌입해야 한다. 탄력 있는 몸매는 1차적으로 근육 및 피부의 탄력과 밀접한 관계가 있다. 근육과 피부의 탄력을 높이는 데 효과적인 방법으로는 운동과 스트레칭이 있다. 운동을 하면 근육의 양이 많아지고 질도 좋아져서 그 자체가 탄력 있게 되고, 기초대사량이 늘어나 칼로리 소비 측면에서도 도움이 된다. 단, 부위에 맞지 않는 무조건적인 운동은 바디라인을 망가뜨려 울퉁불퉁한 남성형 몸매로 만들 수 있으므로 주의해야 한다. 식사 관리와 운동 관리 단계만 잘 해내면 건강 미인형 몸매의 입구까지 다다른 것과 다름없다.

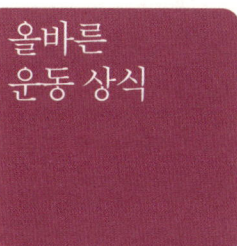

올바른
운동 상식

체지방을 줄이는 데는 유산소 운동이 최고

지방 연소를 돕는 운동으로는 걷기, 조깅, 자전거 타기, 수영 등이 있다. 운동량과 시간, 빈도를 적절히 조절하여 꾸준히 하는 것이 효과적이다.

격렬한 운동이 최고다? 그거야말로 몸을 두 번 죽이는 일!

급격하고 과격한 운동보다는 적절한 운동을 오래 하는 것이 바람직하다. 운동 강도가 높을수록 열량 소비는 많아진다. 하지만 운동 에너지는 강도가 높아지면 무산소성 에너지 대사 체계에 대한 의존도가 커지기 때문에, 체지방의 연소보다는 근육당질(글리코겐)의 이용률이 높아진다. 따라서 체지방의 감량에는 효과적이지 않을 수 있다. 반대로 운동 에너지의 강도가 낮아질수록 유산소성 대사 체계의 이용률이 높아지므로 체지방의 연소가 많아진다.

운동 관리의 키워드는 '가늘고 길게, 자주'

앞서 말한 대로 체지방의 연소를 위해서는 운동의 강도가 심해서는 안되고, 이와 같이 운동 에너지가 약한 운동은 지방 연소에는 효과적이나 열량 소비가 적어 지방 연소가 천천히 진행된다. 따라서 체지방을 줄이는 운동은 가늘고 길게 하는 것이 좋으며, 최소 30분 이상은 해야 효과를 볼 수 있다.

모든 운동은 규칙적으로

우리 몸은 오묘해서 일정한 생활 리듬에 쉽게 적응한다. 운동도 한 번에 오래 하는 것보다는 30분 이상씩 여러 번 하는 것이 좋다. 일주일에 네 번 정도 하는 것이 가장 좋으며, 한 번에 60분 정도씩 일주일에 240~270분이 적당하다. 한 번에 두세 시간 하더라도 일주일에 한두 번 운동한다면 큰 효과를 기대하기 어렵다. 운동이 아니라, 몸만 힘들고 체지방이 아닌 근육만 소모되는 강도 높은 '노동'이 될 확률이 높다. 만약 운동이 지루하다면 운동의 종류와 강도에 변화를 줘보자. 마음이 약해진다면 함께 할 동반자를 구하여 서로 책임감을 높이자.

걷는 것만으로도 충분하다

별도의 시간을 내기가 어려우면 점심식사 후나 출퇴근할 때 지속적으로 걷자. 횡단보도를 건널 때 신호등을 기다리면서도 제자리에서 걷자. 그와 같이 노력한다면 시간은 아무런 문제가 되지 않는다.

탄력 있는 몸매를 유지하려면 우리 몸의 구성 성분(지방, 근육, 수분 등)의 조화와 더불어 근력이 매우 중요하다. 근력이 강해야 몸매의 탄력을 유지할 수 있는데, 우리 몸의 근력을 강화시키는 방법으로 가장 좋은 것은 식사요법과 적절한 운동을 병행하는 것이다. 진정 아름다운 몸매는 '탄력 있는 몸매' 이면서 '라인이 살아 있는 몸매' 라고 했다. 이 두 마리 토끼를 모두 잡으려면 취약한 부위, 원하는 부위별로 적절한 근력 강화 운동을 하는 것이 좋다.

운동과 스트레칭은 규칙적으로 해야 하는데, 문제는 생활이 바쁘다 보니 그러기가 쉽지 않다는 것이다. 그래서 운동 관리에는 엄격한 자기 관리가 필요하다. 그러나 부담을 갖기보다는 생활 속에서 그 자체를 즐기면서 하는 것이 좋다. TV를 보면서 한다든가, 자기 전에 가볍게 하는 습관을 들이는 것도 방법이다. 의지가 약해 혼자 하기 힘들다면 주위 사람과 함께 하는 것도 도움이 된다. 결혼한 여성의 경우 남편과 함께 하면 더욱 효과적일 것이다.
각 동작은 매일 10~15번씩 2회 정도 반복하는 것이 좋다.

복부 탄력 만들기

복부의 근력이 약해지면 뱃살이 처진다. 같은 살이라도 탄력이 없는 살은 축 처져서 더욱 뚱뚱해 보이게 하고, 몸매를 전체적으로 볼품없게 한다. 볼록 나온 아랫배는 건강에 나쁜 것은 물론, 몸의 중심에서 라인을 회복할 수 없는 지경으로 망가뜨린다. 특히 내장에 지방이 축적되는 복부 비만은 여러 가지 성인병의 원인이 될 수 있으므로, 건강을 위해서라도 복부의 탄력을 하루빨리 회복해야 한다. 특히 출산 경험이 있는 여성들은 아랫배의 처진 정도가 심하므로 복부의 근력을 강화시키는 운동을 꾸준히 집중적으로 해주도록 한다.

윗몸 완전히 일으키기

학창 시절 체육 시간에 많이 했던 운동으로, 상복부의 탄력 유지에 좋다. 다른 사람이 발목을 잡아주면 힘이 분산되지 않고 복부 근육에만 집중되므로, 효과가 더욱 커진다.

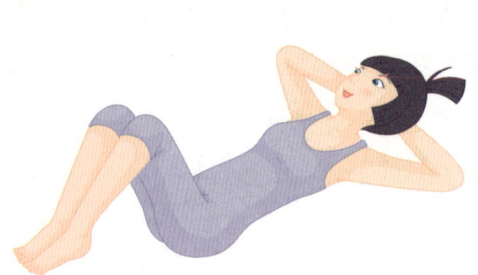

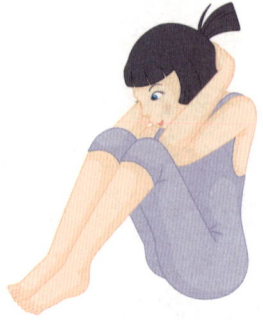

1 편하게 누운 자세에서 무릎을 세우고, 손은 머리 뒤로 깍지를 낀다.

2 그 상태에서 몸을 일으켜 양 팔꿈치가 동시에 무릎에 닿도록 한다.

윗몸 살짝 일으키기

마찬가지로 상복부의 탄력 유지에 효과적인 동작이며,
혼자서도 쉽게 할 수 있다.

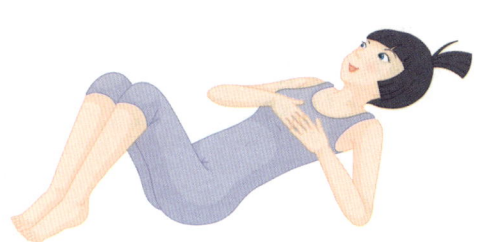 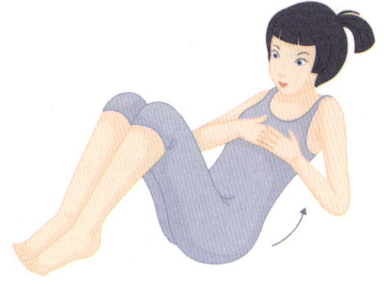

1 편하게 누운 자세에서 무릎을 세우고,
양손을 모아 가슴에 댄다.

2 그 상태로 상체를 45도 정도 일으킨다.
이 상태에서 약 2초간 멈추면 더욱 좋다.

윗몸 엇갈려 일으키기

상복부 측면의 탄력 유지에 좋다. 익숙해지면 허리를 틀어
주는 정도를 더욱 많이 해서 효과를 배가시킨다.

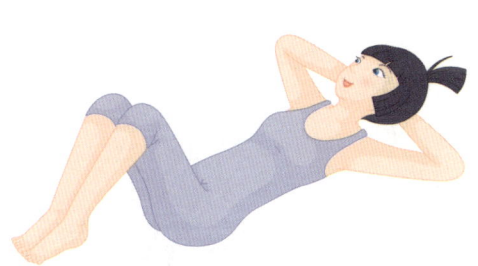 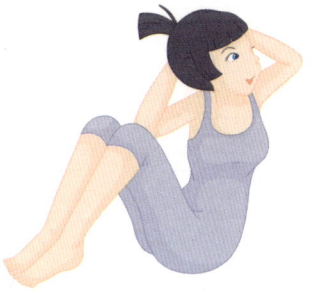

1 편하게 누운 자세에서 무릎을 세우고,
손은 머리 뒤로 깍지를 낀다.

2 그 상태에서 상체를 일으켜 양 팔꿈치를
반대편 무릎에 각각 닿도록 한다.

자전거 타기

가벼운 자극의 반복을 통해 복부 전체의 탄력을 강화할 수 있는 동작이다. 누운 상태에서 다리를 올리고 자전거 바퀴를 돌리는 듯한 동작을 1분 정도 반복한다. 비교적 힘이 덜 드는 동작이므로, 복부 탄력 운동의 마무리 동작으로 하면 좋다.

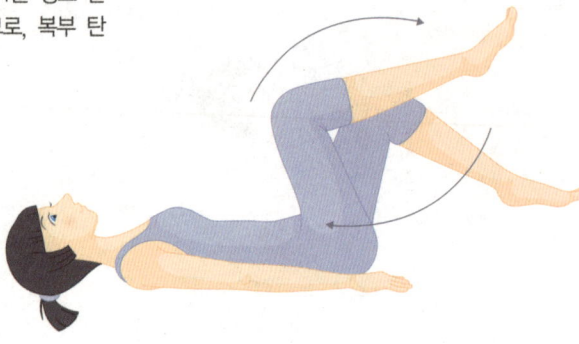

다리 들기

무릎 펴고 하체 올리기와 함께 하복부의 탄력 유지에 효과적인 운동이다. 누워서 다리를 90도로 세운 다음 엉덩이와 허리 부분이 약간 들릴 정도로 다리를 들어올린다. 이 상태에서 약 3초간 유지한다.

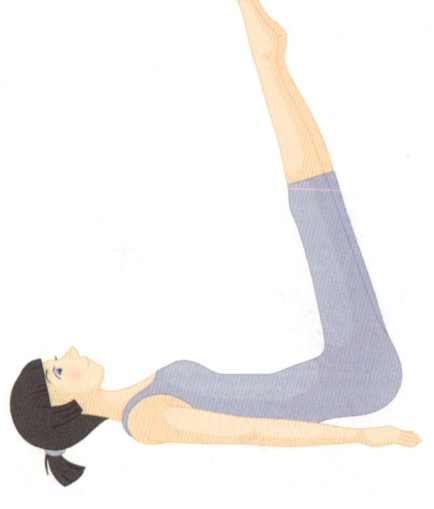

무릎 펴고 하체 올리기

복부 전체의 탄력 유지에 효과적이며, 특히 하복부의 탄력 강화에 좋다. 편하게 누운 자세에서 그대로 하체를 90도 정도 들어올린다. 이때 무릎이 굽어지면 안 되며, 들어올렸다 내릴 때 가급적 다리가 바닥에 닿지 않도록 해야 효과를 높일 수 있다. 다리를 들어올릴 때 똑바로 들어올리기와 발끝이 양쪽 귀를 향하도록 몸을 틀어서 올리기를 반복하면, 하복부 측면의 탄력을 강화하는 데 도움이 된다.

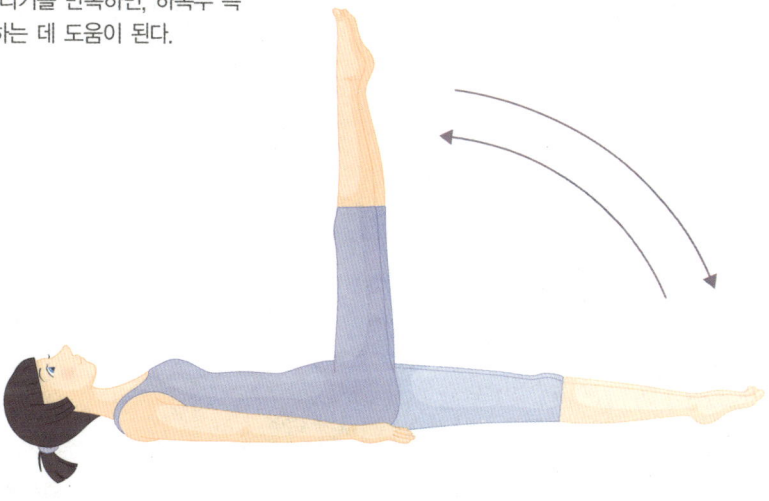

가슴 탄력 만들기

아름다운 바디라인을 위해 빼놓을 수 없는 부분이 바로 가슴의 탄력이라고 할 수 있다. 젊은 시절 탱탱하던 가슴은 출산과 노화 등으로 점점 탄력을 잃어 축 처지고, 체중 증가와 함께 비대해지기만 한다. 가슴의 탄력을 높이기 위해서는 가슴 근육에 규칙적으로 적절한 자극을 주는 것이 중요하다. 다음과 같은 동작을 반복하면 탄력 있는 가슴 라인을 만들 수 있다.

팔굽혀펴기

가슴의 전반적인 근육을 단련하는 데 가장 효과적인 방법이다. 어깨 너비로 벌린 팔을 구부리면서 숨을 내쉬고 펴면서 들이마신다. 근력이 약한 사람은 무릎을 바닥에 댄 상태에서 팔굽혀펴기를 하고, 팔의 근력이 생기면 무릎을 떼고 발로 지탱하여 실시한다. 10번씩 2~3회 반복하면 효과적이다.

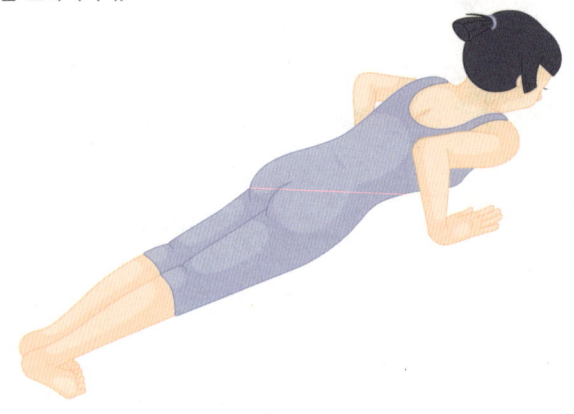

페트병 들고 양팔 올리기

가슴 사이를 탄력 있게 만들어주는 운동이다. 팔에 근력이 생긴 뒤에는 아령을 들고 하면 더욱 효과적이다. 아령이 없으면 페트병에 물을 담아 이용해도 좋다.

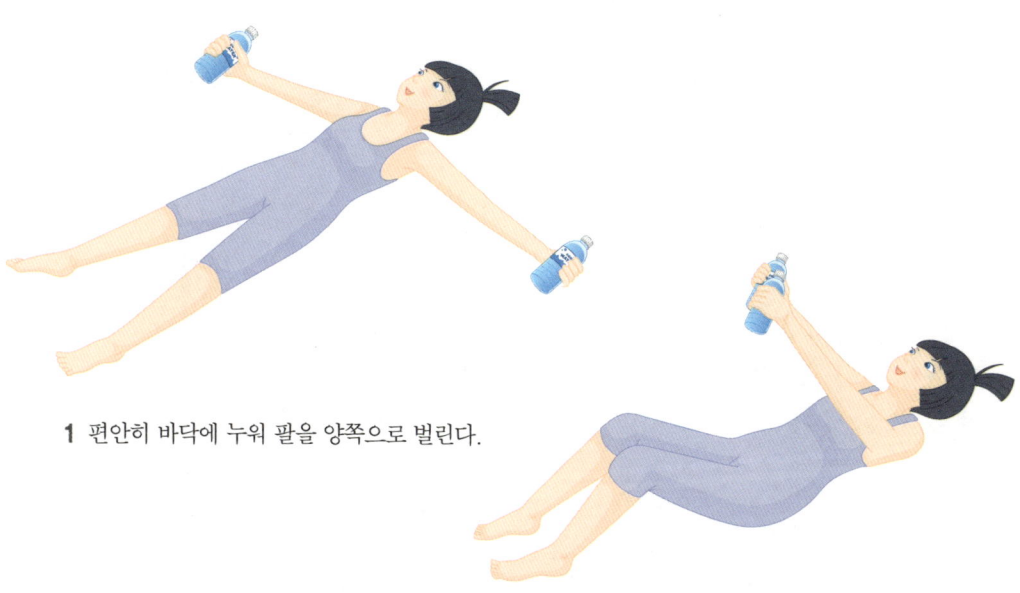

1 편안히 바닥에 누워 팔을 양쪽으로 벌린다.

2 이때 다리는 살짝 구부리는 것이 좋으며, 양팔을 쭉 폈다가 가슴 앞으로 모으는 동작을 반복한다.

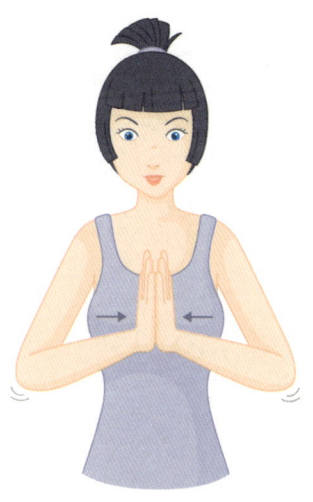

양손 밀기

가슴의 위쪽 근육을 탄력 있게 만들어 가슴 라인을 끌어올린다. 양손을 가슴 앞에 마주하고 힘껏 민 상태에서 10초 정도 멈춘다. 15회 정도 반복. 양손 사이에 책을 넣고 하거나, 문을 양손 사이에 넣고 미는 동작을 반복하면 더욱 효과적이다.

앉아서 양팔 모으기

가슴 안쪽과 바깥쪽의 탄력을 강화하는 데 효과적이다. 이때도 아령이나 물을 담은 페트병을 들고 하면 더욱 효과적이다.

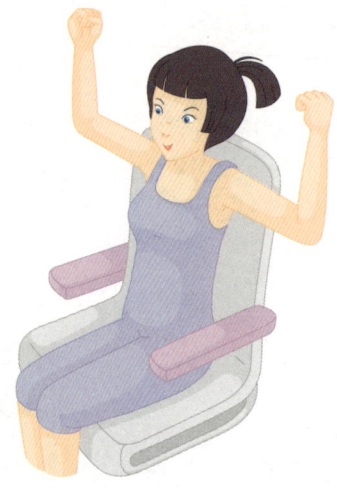 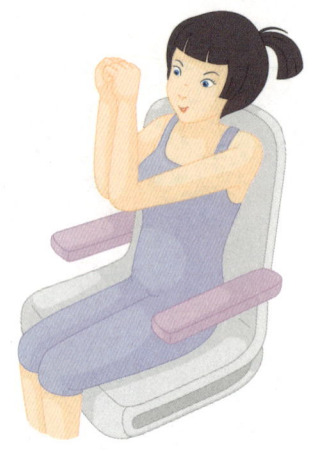

1 의자에 편안하게 앉은 상태에서 허리를 똑바로 세우고, 팔꿈치가 90도가 되도록 팔을 벌린다.

2 양손바닥과 팔꿈치가 닿도록 모았다 벌렸다 하는 동작을 10회 정도 반복한다.

팔뚝 탄력 만들기

자칫 소홀하기 쉬우나 몸매 관리에서 빼놓으면 안 될 부위가 팔뚝이다. 특히 민소매 옷을 자주 입는 여름에는 유독 팔뚝이 돋보이는데, 팔뚝살의 관리는 다른 부위보다 많은 관심이 필요하다. 패션의 완성은 양말이라고 했듯이, 탄력 있는 몸매의 완성은 팔뚝이라고 생각하면 된다. 운동량이 부족하고 체중이 증가하면, 팔뚝은 굴곡 없이 굵어지며 축 처진다. 또 청소 등 집안일이 많은 주부들은 팔뚝 상단과 어깨 근육이 함께 발달하여 우람해 보인다. 가벼운 운동으로 팔뚝의 굴곡과 라인을 만들고, 팔뚝 근육의 질을 높여 탄력 있는 몸매를 가꿔보자.

양팔 들어 꺾기

팔뚝의 탄력 유지에 효과적인 운동이다.

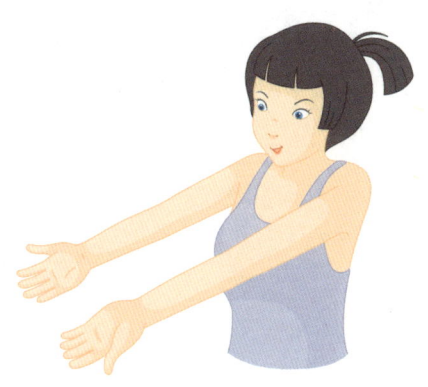

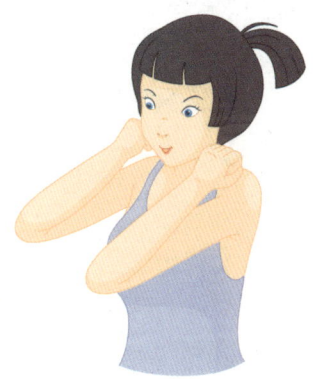

1 양발을 어깨 너비로 벌리고 서서, 손바닥을 위로 보이게 한 다음 앞으로 쭉 뻗는다.

2 주먹을 가볍게 쥐고 천천히 팔을 접었다 폈다 하는 동작을 반복한다. 이때 팔이 벌어지지 않아야 하며, 양손이 귀에 닿을 정도로 접어준다.

팔 들어 가슴 펴기

팔뚝 뒤쪽을 탄력 있게 만드는 데 효과적이다. 팔을 뒤로 뻗을 때 팔뚝의 뒷부분이 약간 당기는 느낌이 있는
상태에서 10초 정도 멈추는 동작을 반복한다.

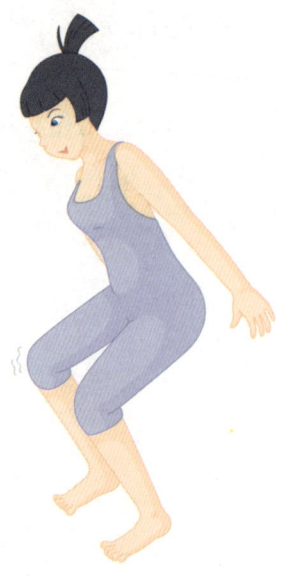 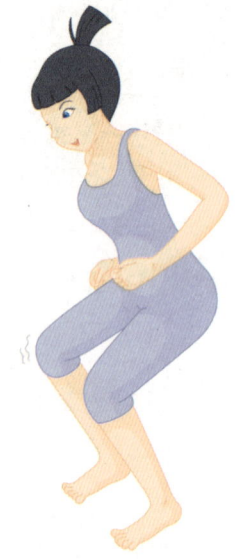

1 양발을 어깨 너비로 벌리고 무릎을 굽힌
상태에서, 상체를 45도 정도 굽힌다. 이
자세에서 팔을 쭉 펴서 뒤로 뻗는다.

2 앞의 자세를 10초 정도 유지한 다음 팔을
구부려 앞쪽으로 당긴다. 앞뒤로 날갯짓
하듯 두 동작을 반복한다.

양손 들어올리기

팔뚝 안쪽을 탄력 있게 하는 데 효과적이다. 양발을 어깨 너비로 벌리고 서서, 팔을 쭉 펴고 어깨 높이까지 천천히 들어올린다. 이 때 주먹을 가볍게 쥐고 들어올리고, 근력이 좋아지면 아령이나 가벼운 물건을 들고 하면 효과적이다.

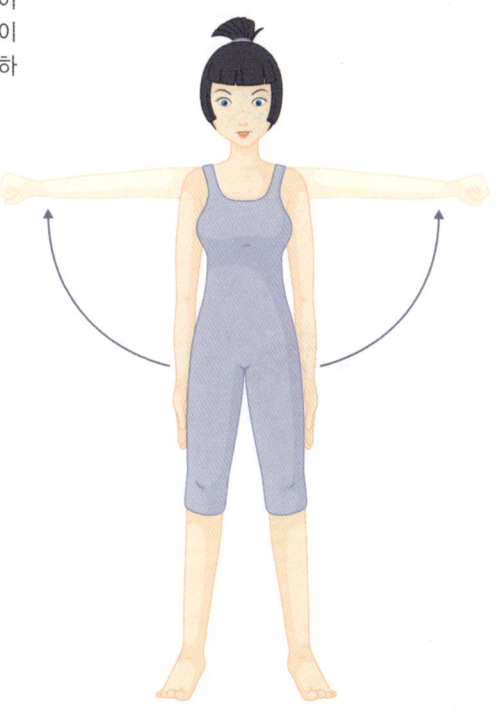

엉덩이 탄력 만들기

엉덩이 근육은 자주 사용하지 않아 지방이 축적되기 쉬운 부위다. 물론 출산 후 골반이 늘어나 엉덩이가 커지는 경우도 있지만, 탄력은 엉덩이의 크기와 상관없이 지속적인 관리와 운동으로 만들 수 있다. 축 늘어진 엉덩이 라인도 끌어올릴 수 있다.

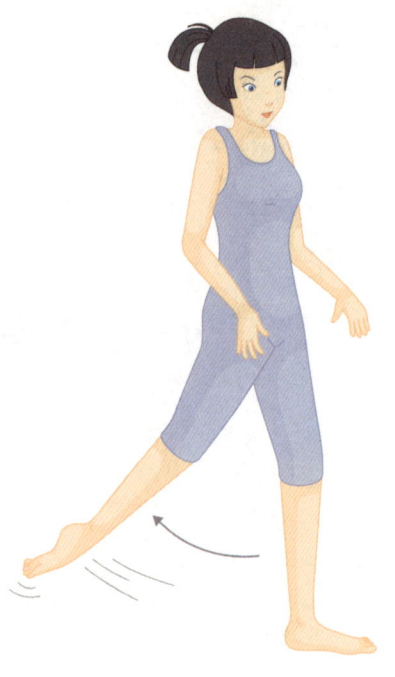

뒷발 차기

엉덩이 아랫부분의 탄력을 높이는 데 효과적이다. 양발을 어깨 너비로 벌리고 서서 말이 뒷발을 차듯이 발을 뒤쪽으로 찬다. 이때 발바닥을 등에 닿게 한다는 느낌으로 찬다. 한 발로 10회 정도 차고, 발을 바꿔서 차기를 반복한다.

다리 뒤로 펴기

엉덩이 근육 윗부분의 탄력을 강화하는 데 효과적이다.

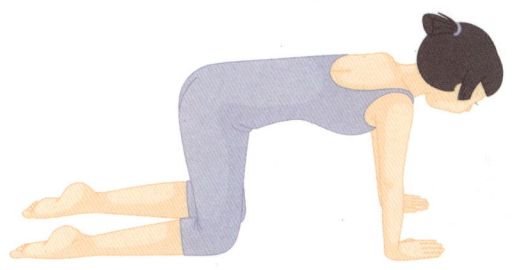

1 양팔을 어깨 너비로 벌리고, 팔꿈치와 무릎을
대고 엎드린다.

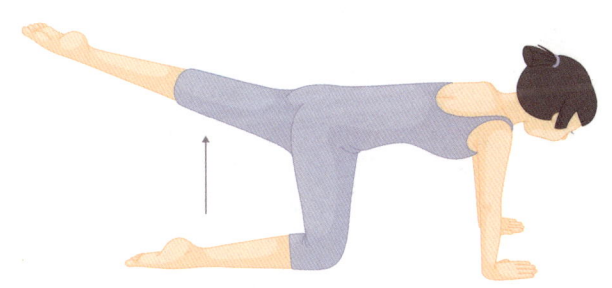

2 한쪽 다리를 뒤로 완전히 편 상태에서 천천히
들어올린다. 이때 발바닥은 하늘을 향해야 하
며, 무릎이 굽어지면 안 된다. 한쪽 다리를 10
회 정도 실시한 후 발을 바꿔서 실시한다.

배 깔고 다리 들어올리기

뒷발 차기와 마찬가지로 엉덩이 아랫부분의 탄력을 높이는 데
효과적이다. 방바닥에 베개를 놓고, 그 위에 배를 대고 눕는다.
이때 무릎은 편안하게 굽힌 상태에서 양발을 천천히 들어올린
다. 마찬가지로 발뒤꿈치를 등에 닿게 한다는 느낌으로 한다.

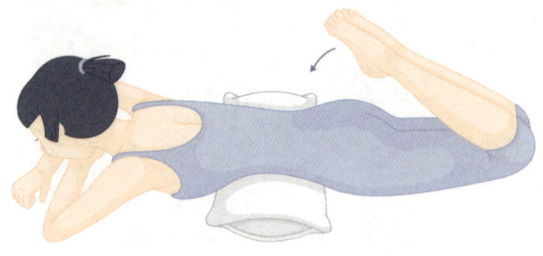

무릎 굽히기

엉덩이 아랫부분부터 윗부분까지 전반적인 탄력을 높일 수 있
다. 한 발을 앞으로 내밀고 천천히 무릎을 굽힌다. 이때 허리
는 똑바로 세워야 하며, 앞으로 내민 다리가 90도가 될 정도
로 굽혔다 천천히 일어나기를 반복한다.

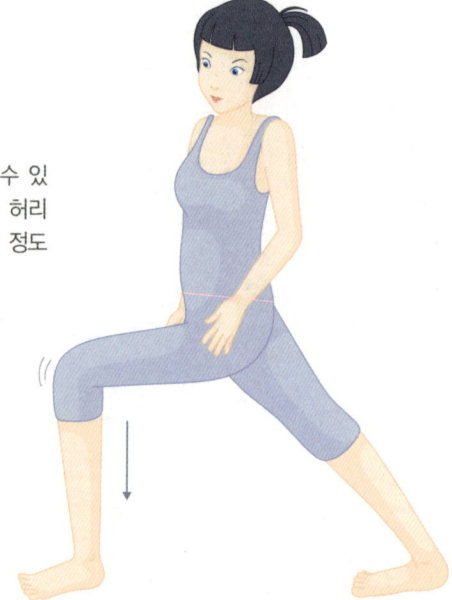

다리 탄력 만들기

다리 근육은 우리 몸에서 사용 빈도가 높은 근육 중의 하나다. 학창 시절, 무거운 가방을 들고 통학을 하다 보면 종아리는 굵어지게 마련이다. 돌아보면 '무다리' 라는 말을 들은 것도 그때의 추억인 듯싶다. 또 주부든 직장 여성이든, 운동량이 부족하고 생활에 지치다 보면 지방이 허벅지에 차곡차곡 쌓여 각선미를 잃기 쉽다. 다리의 잃어버린 탄력과 라인을 찾기 위해 다음과 같은 운동을 해보자.

무릎 구부리기

종아리와 허벅지의 탄력을 골고루 높이는 데 효과적이다. 양발을 어깨 너비로 벌리고 서서 무릎을 구부렸다 펴는 동작을 반복한다. 무릎을 구부릴 때는 말을 타는 듯한 자세를 취하고, 허리는 최대한 똑바로 세운다. 무릎을 구부린 상태에서 20초 정도 멈추면 허벅지 부위의 탄력이 더욱 좋아진다. 무릎을 구부리는 각도는 최하 45도에서 90도가 되도록 하며, 상체가 굽어지지 않게 허리를 똑바로 펴는 것이 포인트다.

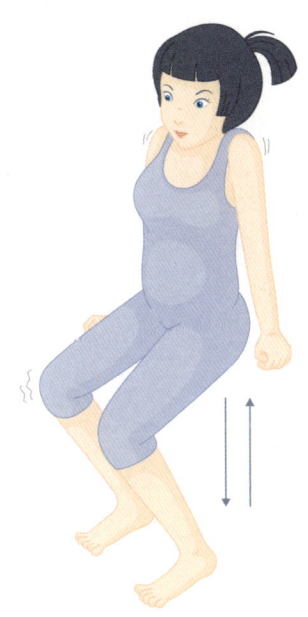

다리 엇갈려 올리기

허벅지 앞부분 근육의 탄력을 높이는 데 효과적이다. 똑바로 누워서 다리를 쭉 뻗어 올린 후, 무릎을 편 상태에서 물장구치듯이 힘차게 다리를 엇갈려 올리기를 반복한다.

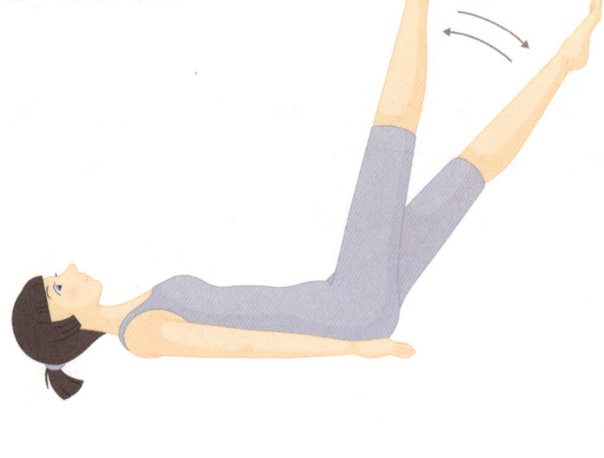

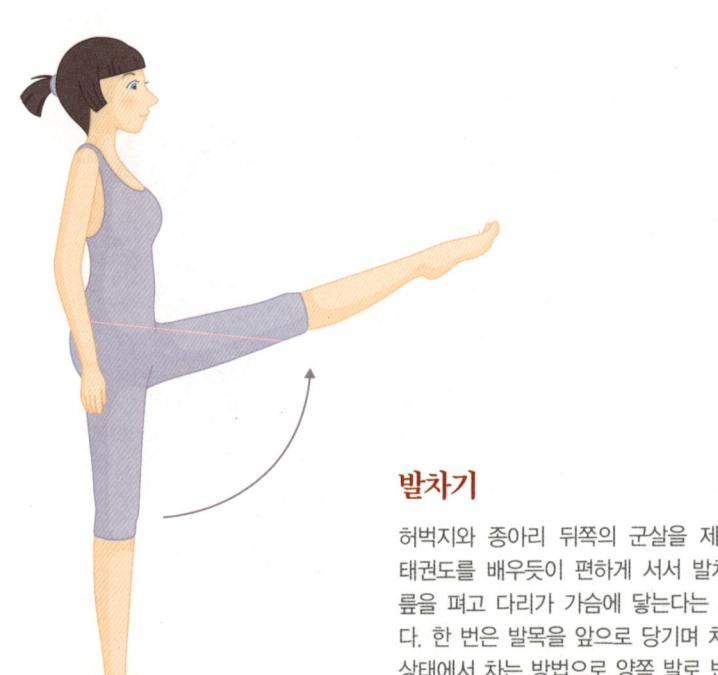

발차기

허벅지와 종아리 뒤쪽의 군살을 제거하는 데 효과적이다. 태권도를 배우듯이 편하게 서서 발차기를 해보자. 이때 무릎을 펴고 다리가 가슴에 닿는다는 느낌으로 힘껏 차야 한다. 한 번은 발목을 앞으로 당기며 차고, 한 번은 발등을 편 상태에서 차는 방법으로 양쪽 발로 번갈아 실시한다.

다리 옆으로 올리기

허벅지 안쪽과 바깥쪽의 탄력을 높일 수 있다. 몸을 옆으로 하고 반듯이 누워 한쪽 다리를 쭉 펴서 올린다. 이때 발바닥이 하늘을 향할 때까지 최대한 차서 올린다. 탄성을 이용해 동작을 반복하며, 허벅지 안쪽의 근육이 당기는 느낌이 올 때까지 다리를 올려야 효과가 있다.

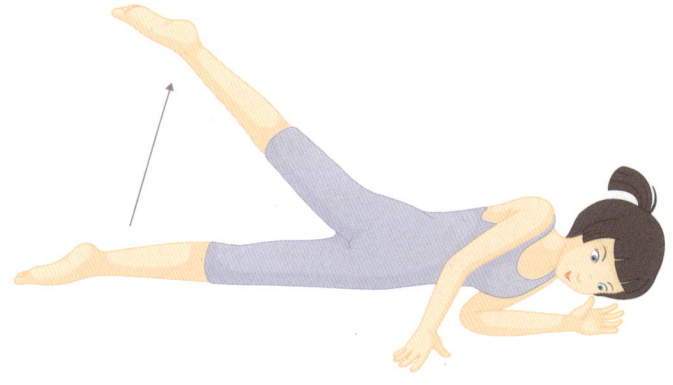

까치발 들기

종아리의 탄력과 라인을 만드는 데 효과적이다. 양발을 바닥에 붙이고 뒤꿈치를 올렸다 내렸다 한다. 별도의 시간을 내서 하기보다는 계단을 오를 때, 설거지할 때 등 생활 속에서 편한 마음으로 해보자.

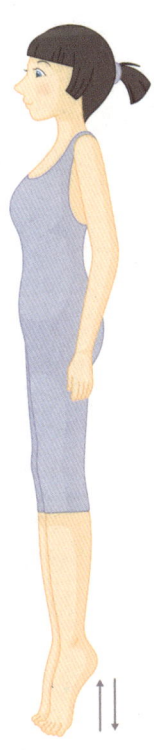

운동과 스트레칭은 모두 우리 몸의 탄력을 높이는 데 필수적인 것들이다. 둘 다 우리 몸에 물리적 자극을 준다는 점에서는 같지만 몇 가지 차이점이 있다.

운동은 궁극적으로 근육에 지속적인 자극을 주어 근육을 강화시킨다. 근육에 대한 자극은 수축과 이완이 있는데, 운동을 하면 주로 수축적인 자극에 집중된다. 즉 근육을 강하고 탄력 있고 굵게 만드는 것이다. 그런데 근육이 지나치게 발달하면 오히려 바디라인을 망칠 수 있다.

반면에 스트레칭은 말 그대로 우리 몸을 늘려주는 것으로, 수축보다는 이완 작용을 하는 동작들이다. 또 근육에만 집중되지 않고 근육 주변의 인대나 관절 등의 이완 작용을 통해 유연성을 높인다. 운동을 무리하게 했을 때에는 근육에 피로감이 증가하여 부르르 떨리는 현상이 있는 반면, 스트레칭을 하게 되면 온몸이 쫙 펴지는 시원함을 느낄 수 있다.

스트레칭은 우리 몸을 늘려서 유연성을 높이는 것이 목적이고 이것은 다시 탄력의 증가로 이어지게 된다. 그러므로 탄력 있는 몸매로 가꾸기 위해서는 운동과 스트레칭을 병행하는 것이 가장 좋다. 상황에 따라 적절하게 스트레칭-운동-스트레칭의 순서로 진행하는 것이 바람직하다. 시간과 장소에 제약이 따른다면, 무리하게 운동하려고 애쓰기보다는 스트레칭을 하는 것이 몸매 관리에 더 효과적이다.

우리 몸은 적절한 운동을 하지 않으면 유연성이 떨어진다. 유연성이 떨어지는 것은 골격 근육에 산소와 영양 공급이 부족해서 근육의 수축과 이완이 원활하게 이루어지지 않기 때문인데, 이렇게 되면 몸매의 탄력 또한 떨어진다. 근육을 수축하고 이완하는 동작을 반복하면 유연성이 좋아져 몸매의 탄력을 유지할 수 있는데, 가장 좋은 방법이 스트레칭과 운동이다.

이중 스트레칭은 우리 몸을 유연하게 하고, 근력을 향상시켜 탄력 있는 몸매를 유지할 수 있게 도와준다. 몸의 유연성이 떨어지면 탄력도 저하되고, 관절에 연결되어 있는 근육이나 인대 등의 결합 조직을 펴는 것도 힘들어진다. 그것은 곧 관절의 가동 범위가 줄어 취할 수 있는 동작의 범위가 좁아짐을 의미한다. 따라서 스트레칭을 통해 관절과 연결된 인대, 힘줄, 근육 등을 늘리고 펴주면 유연성과 탄력을 높일 수 있다.

인간의 근육은 지속적인 자극이 없으면 능력이 떨어지고, 점점 수축되어 탄력을 잃고 굳어버린다. 뿐만 아니라 직장이나 가정에서 오랜 시간 같은 자세로 일하여 근육이 긴장되거나, 지나친 운동으로 근육을 과도하게 사용한 경우도 근육 수축 현상이 일어날 수 있다. 이때 스트레칭으로 근육을 이완시키면 적절한 자극을 통해 신진대사가 원활해지고, 근육의 탄성이 높아져 바디라인이 살아난다.

스트레칭에는 맨손체조와 같이 몸의 반동을 이용해 근육을 늘려주는 '동적 스트레칭'과 근육을 최대한 늘린 상태에서 일정 시간(10~20초) 정지하여 근육을 늘리는 '정적 스트레칭'이 있다. 탄력 있는 몸매를 유지하기 위해서는 정적 스트레칭이 보다 효과적이다.

정적 스트레칭은 근육을 부드럽게 천천히 늘리고, 근육에 정신을 집중하면서 근육이 이완된 상태로 정지한다. 이때 몸이 펴지고 늘어나는 데 중요한 것은 근육을 이완시키는 동작이며, 몸이 펴지는 것을 상쾌하게 느낄 수 있어야 한다. 근육에 통증을 느낄 정도로 무리하게 늘리면 오히려 좋지 않다. 편안한 마음으로 천천히, 자연스럽게 해야 효과적이다. 호흡도 편안하게 하는 것이 좋으며, 한 동작이 끝날 때마다 10~15초 휴식을 취하고, 다른 동작에 들어가는 것이 좋다.

스트레칭 기초 상식

마음과 호흡을 편안하게

스트레칭은 관절의 결합 근육을 최대한 늘어나게 하는 것이므로 근육을 충분히 풀어줘야 무리가 가는 것을 방지할 수 있고, 관절에 손상을 입지 않는다. 따라서 가벼운 걷기 등으로 몸의 긴장을 풀어준 다음 스트레칭 동작을 하면 더 효과적이다. 또 스트레칭을 할 때는 호흡을 자연스럽고 편안하게 해야 한다.

동작은 간단한 것부터 정확하게, 자극은 가볍게

스트레칭 자세가 어렵다고 해서 효과가 좋은 것은 아니다. 쉬운 자세라도 정확한 자세로 해당 근육을 자극하면 몸매의 탄력을 키우는 데 아주 좋다. 가장 중요한 것은 스트레칭 자세를 정확하게 알고 하는 것이다. 또 스트레칭을 할 때 가볍게 자극이 느껴지는 상태에서 10~15초 멈추고, 이 동작을 반복해주는 것이 좋다. 자극이 강하다고 해서 몸매의 탄력이 좋아지는 것은 아니다. 자극이 강하면 오히려 근육을 수축시켜 탄력이 저하되는 경우도 있으므로 주의한다.

매일매일 경쾌하게!

무엇보다 중요한 것은 조금씩이라도 규칙적으로 하는 것이다. 매일매일 경쾌한 마음으로 하다 보면 몸의 탄력과 유연성도 좋아지고, 여러 가지 동작들이 점점 익숙해질 것이다.

50분 일하고 10분 스트레칭

바쁜 직장인들에게 하루에 10분이라도 매일매일 규칙적인 스트레칭을 한다는 것은 그리 쉬운 일이 아니다. 아침에는 출근하기 바쁘고, 낮에는 일하느라 정신없고, 저녁에는 회식이다 모임이다 술자리에 시달려 집에 돌아오면 곯아떨어지기 일쑤다. 그러나 건강하고 탄력 있는 몸매를 갖기 원한다면, 사무실에서 50분 일하고 10분간 스트레칭을 해보자. 나른하고 피곤할 때 스트레칭을 하면 업무 능률도 높아질 것이다.

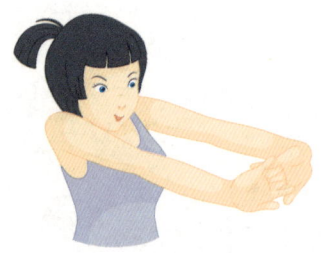

팔뚝 탄력 up!

손은 깍지를 낀 채 앞으로 쭉 뻗는다. 이때 손바닥이 밖으로 향하게 하고, 손은 눈높이 정도로 하며, 천천히 내밀고 10초간 멈췄다가 다시 당기고 내밀기를 반복한다. 팔뚝 바깥쪽에 자극이 간다면 좋은 자세를 취한 것이다.

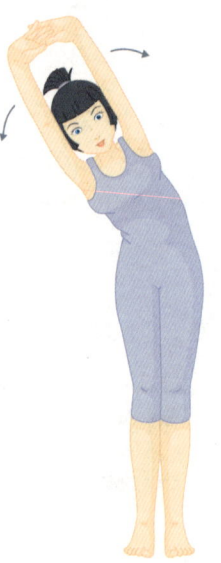

옆구리 살 빼고, 탄력은 높이고

손은 깍지를 끼고 위로 쭉 뻗는다. 팔을 구부리지 않은 상태에서 천천히 한쪽으로 숙이고 10초간 멈춘다. 다시 원위치하고 호흡을 가다듬은 다음, 반대편으로 숙이고 10초간 멈추기를 반복한다. 이때 하체와 발은 움직이지 말아야 한다.

몸통 비틀기

의자 앞쪽에 걸터앉은 후, 몸을 비틀어 등받이를 잡는다. 이 상태에서 10초간 멈추고, 다시 반대쪽으로 비틀어 멈추기를 반복한다. 이때 회전하지 않는 의자에서 해야 스트레칭 자세가 정확하게 나온다.

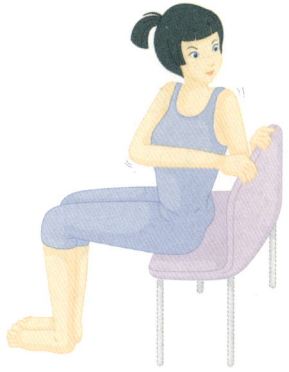

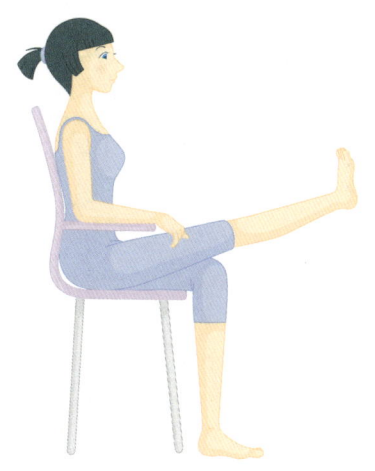

다리 뻗어 들어올리기

의자에 앉아 한쪽 다리를 쭉 뻗는다. 이 상태에서 발목을 90도로 당기고, 다리를 천천히 들어올린 다음 10초간 멈춘다. 이때 무릎은 완전히 펴야 한다. 반대편 다리도 교대로 시행한다. 무릎 뒤 근육에 자극이 가면 다리의 탄력을 높일 수 있다.

목 부위 탄력 up!

손은 깍지를 끼고 머리 뒤에 놓은 상태로 고개를 숙인다. 목 뒤 근육이 당기는 듯하면 10초 정도 멈춘다. 이때 상체를 굽히면 등 부위에 자극이 가므로 똑바로 해야 한다.

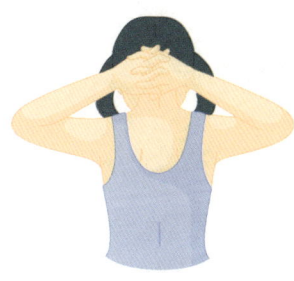

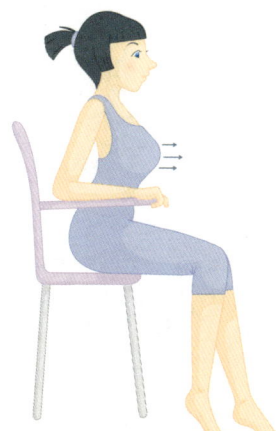

마음껏 가슴 펴기

팔걸이가 있는 의자의 조금 앞쪽에 앉아 양손으로 팔걸이를 잡는다. 이 상태에서 시선은 정면을 향하고, 가슴을 앞으로 쭉 밀어준다. 겨드랑이와 가슴 사이의 근육에 자극이 느껴지면 가슴에 탄력이 증가할 것이다.

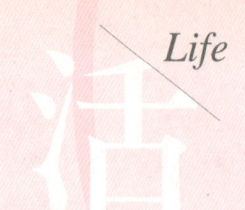

活 *Life*

6단계
생활 습관 관리

자, 이제부터는 어느 정도 완성된 몸매를 더욱 정교하게 조각해보자. 생활 습관 관리는 우리가 일상 생활에서 소홀하기 쉬운 부분들을 이해하고 관리하는 단계다. 운동이나 스트레칭은 별도의 시간을 내야 하지만, 생활 습관 관리는 말 그대로 일상 생활 속에서 그대로 실행하는 것이다. 이렇게 생활 자체가 탄력 있는 몸매 관리에 맞게 습관화되면, 식사 관리와 운동 관리에서 얻은 효과를 더욱 빛나게 할 수 있다. 앞에서도 말했듯이 건강과 아름다움을 두루 갖춘 몸은 체질이 아니라 생활 습관에 달려 있다.

몸이 즐거운 음악

일반적으로 자극적인 음악은 사람을 흥분시키고, 더 빠른 속도를 유발한다. 반대로 조용한 음악은 마음을 편안하게 하고, 사람을 한곳에 오래 머물게 한다. 이러한 특성 때문에 음식점이나 술집 등에서는 매출을 높이기 위해서 음악을 조절한다. 패스트푸드점이나 점심시간에 손님이 많은 음식점에서는 자극적인 음악을 트는데, 이 음악에 따라 손님들은 자기도 모르게 빠른 속도로 식사를 하게 된다.

이와 같이 식사를 급하게 하면 음식물이 위에 전달되어 포만감을 느끼기 전에 음식을 더 먹게 되어 결과적으로 식사량이 늘어난다. 급히 먹는 습관이 비만을 자초하고, 자극적인 음악이 이러한 분위기를 조장하는 것이다. 그러니 식사는 가급적 조용한 음악이 흐르는 곳에서 천천히 하는 것이 좋다. 그리고 점심식사는 되도록 혼잡하지 않은 시간대에 하자. 혼잡한 시간대에 대부분 음식점에서는 손님들이 급히 먹고 자리를 비우게 하기 위해 빠른 템포의 자극적인 음악을 트는 경우가 많기 때문이다. 또 가능하다면 식사 전에 조용한 음악을 한 곡 들어서 마음을 차분하게 하자. 그러면 과식하지 않고도 즐거운 식사를 할 수 있을 것이다.

반면에 조용한 음악이 흐르는 분위기 있는 술집에서는 분위기에 젖어 평소보다 과음하는 경우가 잦다. 조용한 음악이 '술배'가 나오는 데 기여하는 것이다. 그러므로 분위기 있는 음악이 흐르는 술집에선 시간 관리를 철저히 해야 한다. '한두 시간만 있다 가야지' 마음먹고, 절대 분위기에 젖어 과음하지 않도록 한다.

그러나 운동이나 스트레칭을 할 경우는 다르다. 약간 자극적인 음악은 사람을 흥분시키고 경쾌하게 하여, 즐거운 마음으로 운동과 스트레칭에 몰입할 수 있게 해준다. 운동할 때 듣는 경쾌한 음악은 몸을 더욱 탄력 있고 아름답게 하는 것이다. 매일 아침 혹은 주말에 공원이나 마당, 거실에서 가벼운 댄스곡을 틀어놓고 운동과 스트레칭을 해보자. 마음까지 경쾌해져 몸에 탄력이 생기고 바디라인이 살아나는 것을 느낄 것이다.

그러니 운동할 때는 자극적인 음악을, 식사할 때는 조용한 음악을 듣자. 그것이 바로 우리 몸의 라인을 아름답게 할 수 있는 '몸이 즐거운 음악'이다.
자극적인 음악은 행진곡이나 댄스곡 등이며, 리듬이 빠르고 타악기 소리가 많을수록 사람을 흥분시킨다. 반대로 마음을 가라앉히고 편안하게 하는 음악은 리듬이 느리며, 조용하고 단조로운 클래식 음악과 명상음악 등이다. 또 볼륨을 조절함으로써 자극의 정도를 조절할 수 있다.

가만히 앉아서 살이 빠지니?

탄력 있는 몸매에 국한하여 생각해본다면 우리는 불공평하게 태어난 것일까, 공평하게 태어난 것일까? 많은 사람들이 불공평하게 태어났다고 생각하겠지만 절대 그렇지 않다. 여성은 누구나 소녀 시절과 처녀 때 자신의 몸매를 떠올리면서 '한때는 나도 괜찮았지' 생각하고, 탄력 있는 몸매를 유지하던 자신의 모습을 기억해낼 것이다.

그렇다. 우리는 누구나 공평하게 탄력 있는 몸매를 자기 것으로 만들 수 있도록 태어났다. 단지 불공평하게 생활함으로써 어떤 이는 탄력 있는 몸매를 유지하고, 어떤 이는 몸매의 탄력을 잃어버리는 것이다. 불공평한 생활이란 어떤 사람들은 일상이 몸매의 탄력을 유지하는 생활 자체인데 반해, 어떤 사람들은 일상이 몸매의 곡선을 무너뜨리고 탄력을 잃게 하는 생활들로 꽉 차 있어 몇 배의 노력을 하지 않으면 탄력 있는 몸매를 유지하기 어려운 경우를 말한다.

불공평한 생활을 하는 대표적인 예가 사무실에서 근무하는 직장 여성과 종일 앉아서 공부하는 학생들이다. 이들은 주부나 다른 직종에서 일하는 여성들과 달리 어느 날 갑자기 자신을 섬뜩하게 만들 정도로 무너져버린 하체 라인을 발견하고는 근심에 휩싸인다. 이들에게서 하체의 탄력을 앗

아간 주범은 자리에 오래 앉아 있는 생활 습관이다.

혈액 순환은 몸의 건강은 물론, 탄력 있는 몸매를 가꾸는 데 핵심적인 요소다. 혈액 순환이 원활하지 않으면 체내의 독소와 노폐물의 배출이 제대로 이루어지지 않으므로 부종이 생기고 셀룰라이트도 많이 생성되는데, 이것이 우리 몸의 탄력을 심하게 떨어뜨리는 주범이다. 특히 하체의 라인은 혈액 순환과 직결되는데, 학생이나 사무직 여성의 경우 앉아 있는 시간이 길어지다 보니 혈액이 하체로 몰리고 순환이 제대로 되지 않아 부종이 발생한다.

라이프스타일이 오래 앉아서 생활할 수밖에 없는 경우라면, 혈액 순환이 되지 않아 단단하게 뭉친 하체를 풀어주는 별도의 관리를 해야 한다. 먼저 근무 시간이나 공부 중에는 한 시간에 10분 정도 가볍게 주위를 걷는다. 점심식사 후 휴식 시간에는 자리에 앉아 잠을 청하지 말고, 가능한한 많이 걸어 혈액 순환을 돕는다.

잠자기 전에는 누워서 양팔과 다리를 들어올려 곧게 펴고 털어주는 동작을 하면, 하체로 몰렸던 혈액을 심장으로 끌어올려 순환에 도움이 된다. 이러한 동작은 별도로 시간을 내서 하는 것도 좋지만, TV를 보면서 틈틈이 하는 습관을 들이면 시간도 절약할 수 있을 것이다.

최근에 유행하고 있는 반신욕도 혈액 순환에 도움을 준다. 반신욕이란 다리부터 배꼽까지 따뜻한 욕조에 담그고 편안히 앉아 있는 목욕법이다. 이때 팔은 물에 넣지 않으며, 잠자기 전에 하는 것이 좋다. 집에서 하기 어려우면 일주일에 한 번 정도 대중목욕탕에서 실시하는 것도 방법이다.

좋은 신발,
가벼운 걸음

사람이 살면서 가장 많이 사용하는 신체 부위는 어디일까? 아마 다리일 것이다. 매일매일 걷고 뛰며 몸 전체를 지탱하느라 우리의 다리는 녹초가 된다.

다리의 건강과 올바른 걸음걸이는 몸매의 탄력과 라인을 유지하는 데 의외로 중요하다. 활동량이 적은 사람이라도 하루에 몇천 보는 걸을 것이다. 그런데 잘못된 걸음걸이는 체형을 뒤틀리게 하고 바디라인을 망가뜨리며, 신진대사와 혈액 순환에 장애를 초래하여 몸매의 탄력을 떨어뜨리는 원인이 되기도 한다.

따라서 자신의 발에 맞는 좋은 신발을 신고 올바른 걸음으로 생활하여 발의 건강을 유지하는 것이 필요하다. 하이힐은 종아리나 엉덩이 근육에 긴장감을 주어 몸매의 탄력 유지에 기여하는 부분도 있으나, 체중이 발 앞쪽으로 쏠려서 원활한 혈액 순환을 방해할 수 있다. 또 높은 통굽 신발을 신으면 걸음걸이가 부자연스럽고, 이로 인해 자세가 흐트러져 바디라인이 망가질 수 있다. 뒤가 트인 슬리퍼형 샌들은 안정감이 없어 자세를 흐트러지게 하고, 이것이 누적되면 바디라인을 무너뜨리는 원인이 된다.

불편한 신발을 신으면 자신도 모르게 다리를 벌리고 걷게 된다. 사람의 발은 생긴 모양처럼 똑바로 전진해야 하는데, 앞발의 각도를 옆으로 벌려서 팔자걸음으로 걷는 사람들이 많다. 걸을 때 앞발이 옆으로 많이 벌어질수록 골반이 틀어진다. 이로 인해 엉덩이는 작아지고 허리가 약해지면서 배는 앞으로 밀려나오고, 어깨 또한 유달리 발달되거나 경직되는 현상이 나타난다. 결과적으로 한쪽 다리가 길어지기도 하고, 척추가 휘어져서 뒷목과 어깨, 허리 등이 늘 무겁고 아프며, 몸에는 불균형한 라인이 만들어진다. 잘못된 자세가 지속적으로 신진대사와 혈액 순환의 부조화를 유발하기 때문이다. 또 발 안쪽으로 살이 밀려 점점 평발이 됨에 따라 오래 걷는 것도 힘들어진다.

탄력 있는 몸매를 위해서는 편안한 신발을 신고 바르게 걸어야 한다. 올바른 걸음걸이란 발을 자연스럽게 앞을 향하고 똑바로 걷는 것이다. 앞을 향해 발을 뻗을 때 무릎을 굽히지 말고 곧게 뻗어서 뒤꿈치 안쪽이 가장 먼저 땅에 닿도록 한다. 뒤꿈치 안쪽이 땅에 닿음과 동시에 엄지발가락 밑이 땅에 닿는 걸음걸이는 신진대사를 활성화시켜 다리 안쪽의 정강이뼈에 힘을 받게 된다. 정강이뼈에 자극이 가해지면 다리의 탄력이 강해지고, 오래 서 있어도 피로하지 않으며, 혈액 순환이 원활해진다.

하루 일과를 마치고 집에 돌아와서 혹은 근무하면서 틈틈이 발을 편안히 해주면, 신진대사와 혈액 순환이 원활해져 몸매의 탄력 유지에 도움이 된다. 발을 편하게 해주는 가장 손쉬운 방법은 발을 부드럽게 주무르는 것이다. 그럼 간편하게 할 수 있는 몇 가지 다리 운동에 대해 살펴보자.

틈틈이 할 수 있는 다리 운동

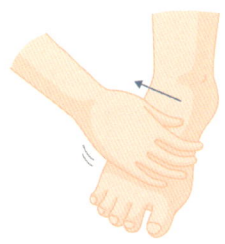

발등의 안쪽에서 바깥쪽으로 천천히, 부드럽게 문지른다.

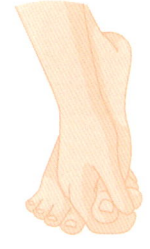

발가락도 하나씩 벌려 발가락 끝을 주무르면 혈액 순환이 좋아진다.

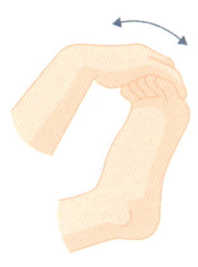

발가락 전체를 쓰다듬으며 아래로 살짝 꺾어주고, 반대로 발가락 전체를 위로 꺾어주는 것을 반복한다.

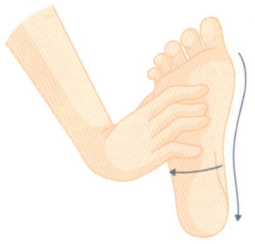

엄지발가락 밑의 두툼한 부위에서 시작하여 발뒤꿈치까지 천천히 안에서 바깥쪽으로 쓰다듬는다.

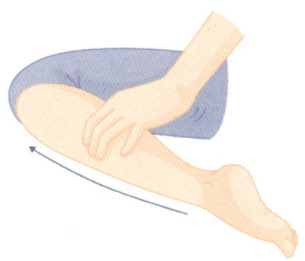

종아리 부위를 발목에서부터 쓸어올리는 동작을 반복하면 혈액 순환을 원활히 하고, 종아리의 부기도 가라앉힐 수 있다.

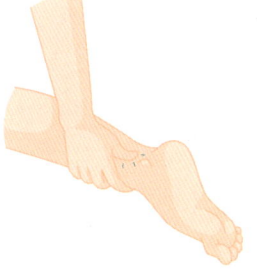

복사뼈 주위를 부드럽게 눌러주면 발목이 가늘어지고, 부기를 빼는 데도 좋다.

한 달에 한 번, 유혹의 주기

젊고 건강한 여성이면 누구나 한 달에 한 번씩 생리가 찾아온다. 생리를 '불청객'이라 표현하는 사람들도 있지만, 생리는 여성스러움이 우리 몸에 아직 존재하고 있다는 자부심을 확인케 하는 과정이다. 조물주는 이러한 기쁨을 확인시켜주는 대가로 우리 몸에 평소와는 다른 신호를 보내게 했는데, 그게 바로 '생리 전 증후군(Premenstrual Syndrome)'이다. 생리 전 증후군은 일반적으로 지난번 생리 시작 후 14~28일(다음 생리일)에 나타난다. 이 시기에 프로게스테론이라는 호르몬이 증가하고, 이와 더불어 여성 호르몬의 불균형 현상이 일어나기 때문이다. 따라서 몸매 관리를 처음 하는 사람은 이 시기를 피하여 생리 시작 후 7~14일에 시작하는 것이 좋다.

생리 전 증후군은 크게 심리적인 증상과 신체적인 증상으로 나눌 수 있는데, 복통과 두통, 전신통, 요통, 피로감에서부터 정서 불안, 우울증, 신경과민까지 개인에 따라 다양한 형태로 나타난다. 결과적으로 운동이나 활동을 게을리 하게 되고, 심리 상태가 변함에 따라 달고 기름진 음식, 알코올에 대한 욕구가 증가하며, 먹을 것에 대한 집착이 과식과 폭식으로 이어져 몸매를 망가뜨리게 된다. 생리 전 증후군이 느껴지는 시기에는 가벼운 운동을 하고 외식과 과식, 폭식을 삼간다.

이 시기는 몸의 컨디션이나 심리 상태가 좋지 않으므로, '방어형 몸매 관리' 전략을 펴야 한다. 위기를 기회로 삼아야 한다는 말이 있다. 이 시기는 몸과 마음의 컨디션이 모두 좋지 않기 때문에 적극적으로 몸매 관리를 하라고 할 수는 없지만, 이 시기에 몸매를 망가뜨릴 수 있는 행위를 최소화해야 아름답고 탄력 있는 몸매 유지가 가능하다는 것을 명심해야 한다.

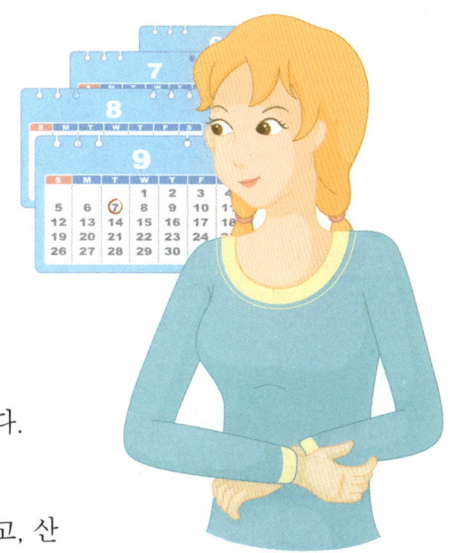

따라서 이 시기에는 지속적으로 가벼운 운동을 하고, 산책 등을 통하여 여가 시간을 보내는 것이 좋다. 피곤하다고 집에서 TV를 끼고 지내다 보면 자신도 모르게 이것저것 간식의 유혹에 빠지기 쉽다. 활동량은 적은데 고칼로리의 간식만 먹어대니, 몸매 관리는 돌아올 수 없는 강을 건너게 되는 것이다.

또 심리적인 불안으로 인해 가정에서는 물론이고, 특히 외식을 할 경우 과식과 폭식으로 이어질 확률이 높다. 이 시기에는 심리적 안정을 위하여 마음을 진정시키는 음악(리듬이 느리며, 조용하고 단조로운 클래식 음악)을 자주 듣고, 욕조 목욕이나 사우나 등으로 하체를 따뜻하게 하여 혈액 순환을 돕는 것도 좋다. 혼자 하기 어려우면, 이 시기는 전문 센터에 등록하여 리듬이 끊기지 않도록 하는 것도 슬기로운 방법이다.

다음은 '공격형 몸매 관리'를 해야 하는 시기다. 이 시기는 생리 시작 후 7~14일인데, 비교적 컨디션이 좋은 것이 특징이다. 따라서 이 시기에는 탄력 있는 몸매 관리를 적극적으로 실행하는 것이 좋다. 운동, 명상, 스트레칭 등 모든 방법을 병행하여 강도 있게 실행해도 몸에 별 무리가 없다. 쉬지 않고 규칙적으로 실행해야 함은 물론이다. 이 시기는 몸과 마음이 편안하고 단기에 성과를 얻기 쉬워 의지도 강하게 다질 수 있으므로, 몸매 관리를 시작하기로 처음 결심한 사람은 가급적 이 시기에 시작하는 것이 좋다.

하지만 이 시기에도 적군은 있다. 컨디션이 좋다 보니 식욕이 증가할 수 있는데, 이로 인하여 과식하게 되어 오히려 체중이 증가하고 바디라인이 무너지는 경우를 자주 보았다. 따라서 이 시기에는 탄력 있는 몸매 관리를 위한 여러 가지 방법들을 병행하여 강도 높게 시행하되, 식사 조절에 더욱 신경을 써서 1일 계획을 세워 관리해야 한다.

이상에서 살펴본 바와 같이 평균적으로 한 달의 절반은 '방어형 몸매 관리'를 해야 하는 시기고, 나머지 절반은 '공격형 몸매 관리'를 해야 하는 시기다. 단순히 계산해봐도 우리가 한 달의 절반은 몸매 관리에 실패하고, 나머지 절반은 몸매 관리를 위해 노력한다면 언제나 현상 유지만 하게 되는 것이다. 따라서 전체의 기간 동안 그때의 특성에 맞게 몸매 관리를 해야 탄력 있는 몸매를 지속적으로 유지할 수 있다.

생리 전 증후군

생리를 시작하기 4~10일 전에 여러 가지 신체적 · 정신적 증세가 나타났다가 생리 시
작과 함께 호전되는 것으로, 가임기 여성의 40% 정도가 경험하는 것으로 알려져 있
다. 원인은 아직 확실하게 밝혀지지 않았지만, 생리 주기에 따라서 우울증일 때 분비
되는 세로토닌의 변화에 의한 경우와 여성 호르몬의 변화에 의한 것으로 알려져 있다.

정신적인 증상으로는 긴장 · 초조 · 우울증이 나타나기도 하며, 안절부절못하고 불안하
며 예민해진다. 주위 사람들에게 이유 없는 적개심을 느끼기도 하며, 사회 기피 현상
도 나타낸다. 심한 경우에는 자제력을 잃고 큰 소리를 치거나 다투기도 한다.
신체적인 증상으로는 피로 · 두통 · 요통 · 유방 통증과 함께 손발이 붓고, 속이 더부룩
하며, 근육통이 나타날 수도 있다. 지나치게 많이 자거나 반대로 불면증이 오기도 하
고, 짜거나 단 음식을 병적으로 먹고 싶어 하기도 한다.

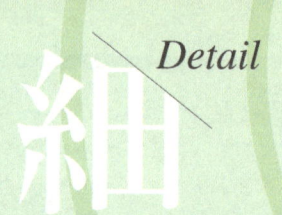

Detail

7단계
부위별 관리

이제부터는 나도 진짜 건강 미인이다. 탄력을 되찾았다면 이번엔 아름다운 바디라인에 도전
해보자. 조각 같은 몸매! 남의 이야기가 아니다. 그러기 위해선 부위별 관리에 신경을 써야
한다. 운동만으로는 한계가 있다. 부위별로 차근차근 관리하고, 필요한 경우에는 전문 센터
에서 상담받는 것도 고려해보자. 더 높은 가치를 위해서는 투자가 필요한 법이다. 현명한 사
람과 그렇지 못한 사람의 차이는 투자를 효율적으로 하느냐, 못 하느냐에 있다. 부위별 관리
를 통해 자신의 마지막 문제점과 취약점들을 파악해보자.

공공의 적, 부분 비만

키를 기준으로 할 때 정상 체중이지만, 몸매는 아름답지 않은 여성들이 많다. 그것은 지방이 부분적으로 축적되어 전체적인 바디라인이 무너지고, 결국 각 부위의 탄력이 떨어지는 현상 때문이다. 이와 같이 특정 부위에 지방이 축적되는 현상을 일반적으로 '부분 비만'이라고 한다. 체중만으로는 건강 여부와 아름다운 몸매냐 아니냐를 설명할 수 없는 것도 부분 비만 때문이다.

건강 미인의 개념에서도 부분 비만은 탄력지수와 라인지수를 동시에 무너뜨리는 치명적인 결과를 초래한다. 안타깝게도 부분 비만은 지방이 축적되기는 쉬워도 일상적인 식사 관리나 운동으로는 쉽게 빠지지 않는다. 따라서 '엔도몰로지(셀룰라이트를 제거해주는 장치)' 등 기계를 이용한 부위별 관리가 효과적일 수 있다.

부분 비만은 정도 차이가 있을 뿐, 거의 모든 여성들에게 발생하고 있다. 지방의 축적으로 팔뚝, 허벅지, 아랫배가 나오면서 체형을 망가뜨리는데, 1차적인 원인은 유전과 여성 호르몬에 의한 것으로 알려져 있다. 이 중 특히 여성 호르몬은 스트레스와 같은 심리적 요소, 생활 습관 등에 의해서도 많은 영향을 받기 때문에 최근 들어 더욱 중요한 원인이 되고 있다. 여성 호르몬이 허벅지와 같은 특정 부위에 지방 합성을 돕는 효소를 활성화시켜 지방이 많이 축적되게 하는 것이다. 여성과 남성의 살찌는 부위가 다른 것도 이 때문이다.

남성의 경우 비만이 나타나는 부위는 주로 복부이고, 장 사이에 기름이 끼는 내장형이 대부분이다. 따라서 남성들의 배를 눌러보면 단단하고 속이 꽉 찬 느낌이 든다. 그렇지만 여성들은 피하지방층에 점점 지방이 쌓이는 형태를 나타내고, 허벅지와 아랫배, 엉덩이, 팔뚝 등의 특정 부위에 지방층에 의한 볼륨이 커지면서 몸매의 탄력이 떨어지고 라인이 무너진다.

남성형 지방 축적과 같은 내장형 지방은 식이요법과 운동으로 어느 정도 치유가 가능하다. 그러나 부분적으로 피하지방층이 발달하는 여성형 지방은 쌓이기는 쉬워도 쉽게 빠지지 않는 특성이 있다. 부분 비만 형태의 지방층은 지방 세포가 크고 섬유층과 단단하게 엉킨 구조를 가지고 있는데, 이러한 형태를 '셀룰라이트(cellulite)'라고 한다. 이 셀룰라이트는 여성의 몸매 관리에 있어 매우 중요하다. 어찌 보면 탄력 있는 몸매 관리는 '셀룰라이트와의 전쟁'이라고도 할 수 있다.

넘어야 할 산
'셀룰라이트'

그럼 앞서 이야기한 셀룰라이트에 대해서 좀더 자세히 알아보고 해결 포인트를 찾아보자.

셀룰라이트는 피하층에서 수분, 독소, 노폐물, 섬유질 등이 변형되어 덩어리를 이룬 것으로, 셀룰라이트가 많이 생성되면 오렌지 껍질처럼 피부가 울퉁불퉁해지기도 한다. 연결된 세포 조직의 변형 혹은 이와 연결된 갇혀 있는 지방 주머니를 나타내는 용어다.

셀룰라이트는 콜라겐과 엘라스틴이 존재하는 피부의 진피 안에서 신진대사에 문제가 생기면 생성된다. 우리 몸의 대사 과정에서 생성되는 노폐물, 독소 등이 배출되지 못하거나 혈액 순환이 잘 되지 않으면 노폐물, 수분 등이 지방 세포 주변에 뭉쳐서 셀룰라이트가 되는 것이다. 셀룰라이트는 피부의 피하 조직 내에 지방이 다량 축적되면 점점 그 덩어리가 커지면서 진피층을 밀어 올려 피부 표면이 오렌지 껍질처럼 울퉁불퉁해진다. TV 등에서 서양 비만 환자의 팔다리가 울퉁불퉁한 모습을 볼 수 있는데 바로 이 셀룰라이트 때문이다.

셀룰라이트는 지방이 섬유질, 노폐물, 수분 등과 결합된 단단한 덩어리의 형태를 띠며, 이처럼 겹겹이 엉켜 있는 구조로 인해 지방이 쉽게 빠져

나오지 못한다. 따라서 지방 덩어리는 계속 커지고, 주변의 림프관과 혈관을 압박하여 혈액 순환을 방해함으로써 분해된 지방이 혈액으로 배출되는 것을 막는 악순환이 반복되는 것이다.

셀룰라이트는 주로 여성에게 많이 생기며, 특히 허벅지나 엉덩이, 무릎 주위, 팔, 배 부위에서 쉽게 발견할 수 있다. 그 원인은 호르몬 외에 여성의 피하지방 구조가 남성과 다르기 때문이다. 남성은 진피 결합 조직의 섬유 세포가 십자형으로 치밀하게 짜여 있는 데 반해, 여성의 섬유 조직은 수직형으로 느슨하며 피하지방 역시 남성보다 두껍다.
여성들의 경우 허벅지 뒷부분에 셀룰라이트가 많이 형성된다. 이 부위의

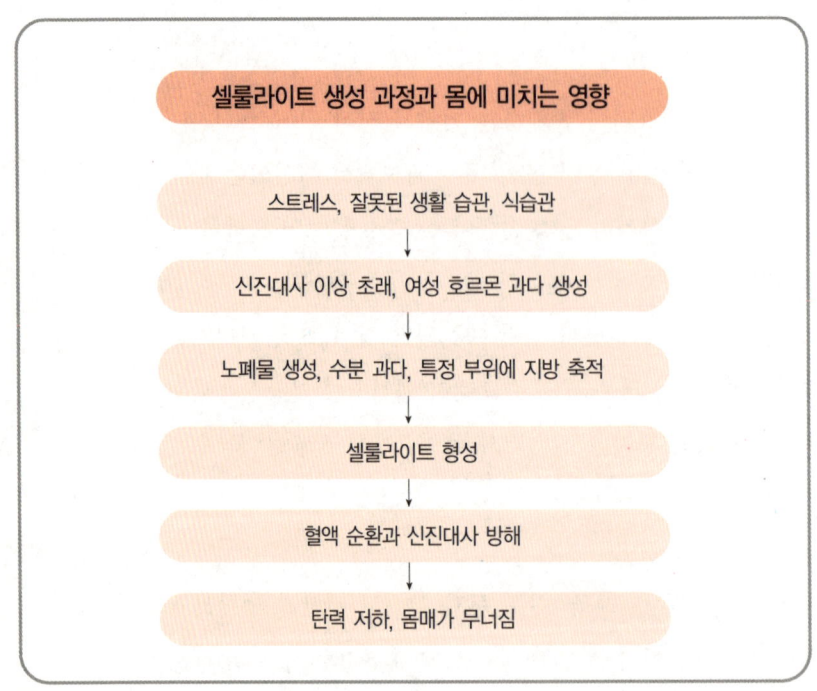

셀룰라이트 생성 과정과 몸에 미치는 영향

스트레스, 잘못된 생활 습관, 식습관
↓
신진대사 이상 초래, 여성 호르몬 과다 생성
↓
노폐물 생성, 수분 과다, 특정 부위에 지방 축적
↓
셀룰라이트 형성
↓
혈액 순환과 신진대사 방해
↓
탄력 저하, 몸매가 무너짐

셀룰라이트를 확인하는 방법은 쉽다. 허벅지 뒷부분을 손으로 눌러서 움켜쥐면 피하층의 셀룰라이트가 오렌지 껍질처럼 울퉁불퉁하게 돌출된다.

셀룰라이트를 제거해야 혈액 순환이 잘 되어 지방의 소비와 대사가 원활해지고, 셀룰라이트 속에 결합되어 있는 지방도 제거할 수 있다. 그러나 셀룰라이트는 여러 성분들이 결합되어 덩어리가 된 상태이므로, 쉽게 분해되거나 배출되지 못하는 특성이 있다. 애초부터 생기지 않도록 평소에 지속적인 관리를 해주는 게 중요하다.

셀룰라이트는 형태나 특성에 따라 축 늘어진 형태의 셀룰라이트(Flabby Cellulite), 부종浮腫이나 수종水腫 등의 셀룰라이트(Edematose Cellulite), 단단한 살의 셀룰라이트(Compact Cellulite), 섬유질성의 셀룰라이트 등으로 나뉘므로 종류에 맞는 관리를 해야 한다.

셀룰라이트가 생기는 원인에는 크게 세 가지가 있다. 첫째, 수분이나 운동량이 부족하고 올바른 식사 관리나 생활 습관 관리를 하지 못할 때, 스트레스를 많이 받을 때, 술과 담배, 커피 등을 많이 마시고 과로할 때 많이 생긴다. 불규칙한 생활로 우리 몸에 무리가 오면 신진대사가 원활하게 이루어지지 않아 그 결과 노폐물이 생성되고 다량의 수분과 지방이 축적되어 서로 결합하기 때문이다.

둘째, 호르몬과 관련이 깊다. 여성 호르몬과 남성 호르몬이 불균형을 이루면 수분과 지방이 몸 속에 많이 쌓이는 등 체액의 순환이 원활하지 못하게 되는데, 이때 이러한 성분들이 결합해 생성될 수 있다.

셋째, 혈액과 림프 순환이 원활하지 못할 때 생긴다. 몸에 꼭 끼는 옷이나 하이힐을 자주 신는 것도 그 원인이 될 수 있으므로 주의한다.

셀룰라이트의 결합 구조와 지방의 분포

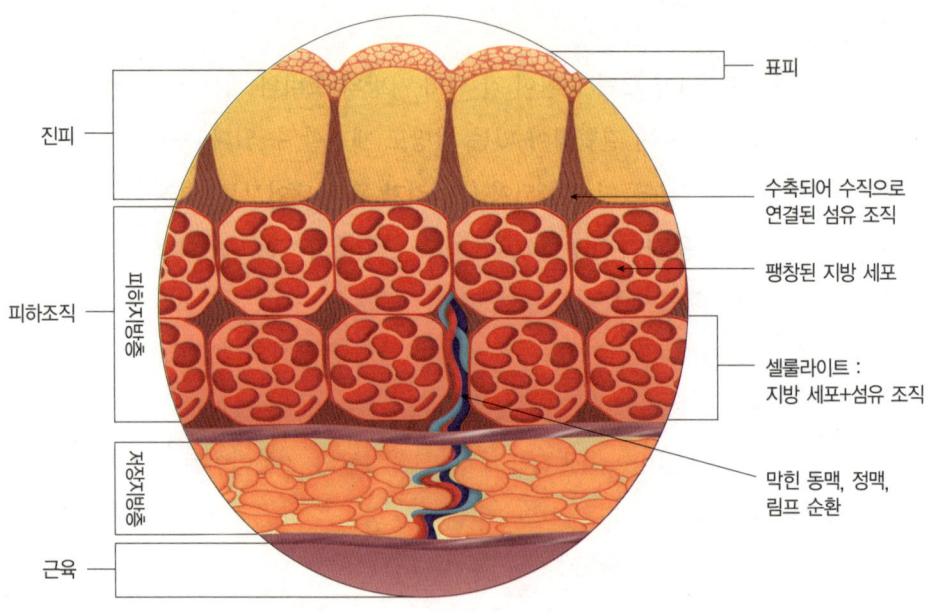

진피

표피

피하조직

피하지방층

저장지방층

근육

수축되어 수직으로
연결된 섬유 조직

팽창된 지방 세포

셀룰라이트 :
지방 세포+섬유 조직

막힌 동맥, 정맥,
림프 순환

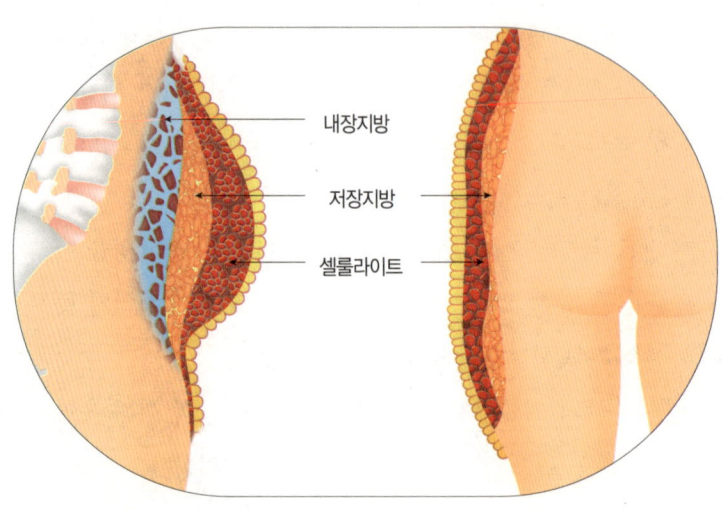

내장지방

저장지방

셀룰라이트

셀룰라이트는 앞서 이야기한 대로 단순한 운동과 식이요법만으로는 잘 제거되지 않으며, 화학적인 방법으로 지방을 분해하거나 물리적으로 깨뜨리는 것이 효과적이다. 그 대표적인 방법으로는 온도차에 의한 방법, 마사지, 래핑, 전파 파장에 의한 방법 등이 있는데, 부위별 관리를 효과적으로 하기 위해서는 이와 같은 방법을 적절히 사용하는 것이 좋다.

구체적으로 셀룰라이트를 없애는 방법을 알아보면, 첫째로 수술을 하는 방법이 있다. 최근에는 수술법이 많이 발달하여 흉터도 거의 남지 않는다고는 하나, 크든 작든 몸을 절개하고 지방을 제거해내는 방법이므로 먼저 자신에게 적합한지 전문가와 상담하는 것이 바람직하다.

다음은 혈액 순환을 원활하게 해주는 방법이다. 이 방법은 셀룰라이트의 제거 외에 생성을 막는 예방 효과가 있으므로, 평상시에 습관화하는 것이 좋다. 매일 물을 2리터 이상(국 등 음식물로 섭취하는 것 포함) 마시면 몸 속의 노폐물이 배출되고, 따뜻한 물로 샤워나 목욕을 하면 혈액 순환이 좋아진다.

셀룰라이트는 그 특성상 단단하게 결합되어 있는 경우가 많으므로 그 구조를 깨뜨려 배출시켜야 하는데, 가장 좋은 방법이 마사지다. 마사지를 통하여 물리적으로 셀룰라이트를 깨뜨리면 노폐물과 지방이 배출되기 쉬운 상태로 변하고, 결과적으로 셀룰라이트가 제거되는 것이다.

셀룰라이트를 제거하는 마사지법

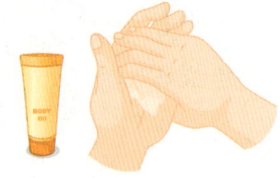

오일이나 크림 등을 손에 발라서 부드럽게 한다.

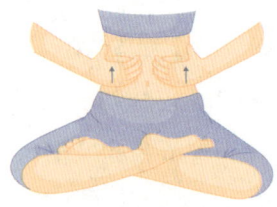

편안한 자세로 양손으로 셀룰라이트가 생긴 부위를 살짝 밀어 올리듯 움직인다.

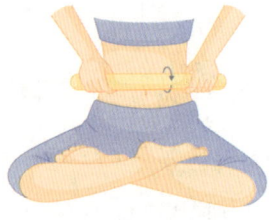

빈 병이나 둥근 막대 등으로 셀룰라이트 부위를 마사지한다.

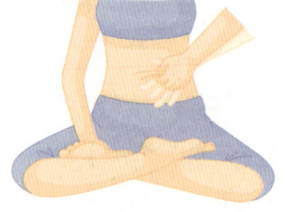

셀룰라이트 부위를 살짝 꼬집었다 놓았다를 반복한다.

이와 같은 방법으로 꾸준히 반복하면 셀룰라이트의 구조가 깨져 혈액과 림프 순환 등 신진대사가 좋아지고, 각 부위의 탄력이 증가한다. 얼음 주머니를 이용한 얼음 마사지도 지방의 연소를 도우므로 하루에 2~3회 반복한다. 또 셀룰라이트 제거 효과가 있는 바디슬리밍 제품이 판매되고 있으니, 검증된 제품을 구입하여 몸에 바르면 마사지 효과와 상승 작용을 얻을 수 있다.

마지막으로 이러저러한 이유에서 스스로 하는 것이 별로 효과적이지 못하다면, 전문 센터에서 저주파 마사지 기계로 셀룰라이트가 있는 부위를 집중적으로 관리받는 것도 효과적인 방법이다.

몸이 아프거나 다쳤을 때 사람들은 심하지 않으면 그냥 참기도 하고, 집에서 상비약으로 치료하기도 하며, 어른들에게서 배운 민간 요법을 활용하기도 한다. 그러나 증상이 심하거나 원인을 알 수 없을 때는 병원을 찾아가 의사의 진찰을 받는다. 의사는 정확한 원인을 찾아내어 아픈 곳을 치료해준다. 증상이 가벼울 때는 일상 생활에서 환자 스스로 할 수 있도록 주의 사항과 치료법을 알려주고 약을 처방하지만, 심한 경우에는 병원에서 집중적으로 치료를 받도록 한다.

탄력을 잃어버린 몸을 아름답고 탄력 있게 만드는 과정은 의사가 환자의 병을 치료하는 것과 마찬가지다. 지금까지 알아본 여러 가지 방법들과 앞으로 알아볼 방법들은 현재 어느 정도 탄력 있는 몸매를 유지하고 있는 사람이 더욱 편하고 정확하게 관리하는 데 도움이 되는 것으로 매우 효과적이다. 또 비록 몸매의 탄력과 라인을 잃어버렸지만 그 상태가 심하지 않은 경우에도 대부분 쉽게 효과를 볼 수 있다.

그러나 몸매의 탄력과 라인이 심하게 무너져 건강까지 위협받는 경우가 있다. 생활이 너무 바쁘고 불규칙한데다 의지가 약해 앞서 얘기한 방법들을 스스로 시도하는 것이 무리인 여성들이 대표적인 예다. 이런 경우라면 전문 센터를 찾아 상담을 통해 원인을 찾아낸 다음 하루빨리 자신에게 맞는 관리를 받아야 한다.

앞으로 소개할 바디슬리밍 관련 내용들은 내가 바디디자이너로 일하면서 고객들을 대상으로 실시하고 있는 여러 가지 기계적 · 물리적 관리 프로그램의 원리를 바탕으로, 집에서도 손쉽게 실시할 수 있도록 만든 것들이다. 현실적으로 전문 센터에서 진행되는 전체 프로그램의 효과와 비교하기에는 다소 무리가 있으므로, 바디라인과 탄력이 심하게 무너진 여성들은 다음의 내용들을 따라 하기에 앞서 전문 센터에서 자신에게 맞는 프로그램으로 관리받기를 권한다.

바디디자이너의 추천 프로그램

먼저 바디슬리밍의 관리 종류와 기본 원리를 간단히 알아보자. 각각의 원리를 이해하고 나면 어느 정도 몸매 관리의 방향이 세워지고, 스스로 할 수 있는 부분과 전문 센터의 도움을 받아야 하는 부분에 대한 구분이 가능해진다.
탄력 있는 몸매 관리는 크게 6단계로 진행된다.

1단계 : 해독

이 단계를 거치고 나면 몸 속의 과다한 수분이 제거되고, 독소와 노폐물이 배출된다. 몸에서 독소와 노폐물이 빠져나가면 신진대사를 방해하는 장애물이 제거된 것이므로, 다음 단계를 진행하기 수월한 몸 상태가 된다.

2단계 : 전체적인 지방 분해

조각으로 비유하면 불필요한 부분을 대충 깎아내는 것과 같은 단계다. 저온 래핑 방법으로 체온을 2℃ 정도 떨어뜨려 지방의 연소를 촉진함으로써 비교적 쉽게 제거되는 지방들을 정리한다. 이 단계가 끝나면 체중이 감소하고 전체적으로 탄력이 증가하는 효과가 있으나, 부위별로 세세한 관리는 다소 미진한 상태다.

3단계 : 몸매 보정

부위별로 세부적인 조각에 들어가는 단계이다. 지방이 분해되고 탄력이 증가하며, 부위별 탄력과 라인이 살아난다.

4단계 : 셀룰라이트 제거

셀룰라이트는 앞에서 설명한 것처럼 쉽게 분해 · 연소되기 어려운 지방 결합 조직이다. 따라서 이러한 결합을 깨뜨리기 위한 별도의 관리가 필요하다. 관리 후엔 몸 속의 체지방이 전체적으로 적절히 제거된다.

5단계 : 피부 조직 개선

쉽게 말하면 몸에 윤기를 주는 단계로, 보습 효과를 높일 수 있는 천연 제제와 세포 활성화를 촉진시키는 기계로 관리하여 피부 조직의 생기를 강화한다.

6단계 : 탄력 강화

전체적으로 라인이 살아나고 탄력도 유지된 상태에서 탄력을 더욱 강화하는 단계다. 엘라스틴과 콜라겐이 함유된 제제를 이용하고, 토닝

(Toning) 등으로 근육의 질을 개선한다.

이상에서 살펴본 여섯 단계를 거쳐 관리되는 요소들을 살펴보면 지방, 셀룰라이트, 근육, 수분, 노폐물, 독소다. 이와 같은 요소들을 직접적인 방법으로 제거 · 강화하기도 하고, 신진대사와 혈액 순환을 활성화해 간접적으로 제거 · 강화하기도 한다.

관리 방법으로는 크게 래핑, 마사지, 기계 관리 세 가지가 있으며, 이들을 개별적으로 시술하기도 하고, 개인의 상황에 따라 혼합하여 시술하기도 한다. 래핑은 화학적인 방법으로 분류할 수 있는데, 온도 조절을 통해 지방의 연소를 촉진하고 탄력을 강화하는 천연 제제로 관리한다. 마사지와 기계 관리는 물리적인 방법이라고 할 수 있다. 마사지는 혈액과 림프 순환을 원활하게 함으로써 몸매 관리의 효과를 얻을 수 있고, 직접적으로 셀룰라이트의 결합을 깨뜨려 지방의 분해와 배출을 촉진하기도 한다. 기계 관리는 저주파 등에 의한 방법으로 근육의 에너지를 활성화하여 주변의 지방이 에너지원으로 소비되도록 돕는다. 여기엔 셀룰라이트와 같은 불필요한 물질을 분해 · 제거하는 방법과 근육에 신축 운동을 주어 탄력을 강화하는 방법이 있다.

이와 같은 관리들이 가정에서 하는 다른 방법으로 그 효과를 완전히 대신할 수는 없지만, 비슷한 원리에 의하여 어느 정도는 대체될 수 있다. 기계 관리를 통해 근육의 탄력을 강화하는 것은 운동을 규칙적으로 한다면 가능할 것이다. 셀룰라이트 제거, 혈액 순환과 신진대사 촉진을 위한 마사지는 본인 스스로 혹은 가족들의 도움으로 꾸준히 하면 된다. 래핑은 탄력을 강화하는 슬리밍 제품들을 구입하여 사용하고, 평상시나 목욕할 때 온도 관리를 통하여 적게나마 효과를 볼 수 있을 것이다.

운동 방법은 앞서 자세히 설명했으니, 마사지와 목욕에 대해서 좀더 알아보자.

집에서 하는 마사지 관리

마사지에 대해서는 셀룰라이트 제거하기에서 알아보았지만, 좀더 자세히 알아보기로 한다.

마사지의 목적은 부위별로 신체에 적절한 자극을 가함으로써 셀룰라이트를 제거하거나 신체 활성을 통해 지방 분해를 촉진하는 것이다. 원하는 부위를 매일 일정 시간씩 마사지하면 의외로 큰 효과를 얻을 수 있다. 퇴근 후나 저녁 시간에 집에서 편안한 마음으로 하는 것이 좋으나, 직장에서 휴식 시간에 잠시 틈을 내서도 충분히 할 수 있다.

마사지의 효과를 높이기 위해서는 목욕 후에 하는 것이 좋으며, 슬리밍 제품이나 오일 혹은 바디로션을 바르면서 하면 더욱 효과적이다.

마사지는 원래 16세기 후반에 유럽에서 외과적 치료의 의미로 시작되었다. 전신에 퍼진 혈액을 효율적으로 심장에 돌려보내서 혈액 순환을 촉진시키기 위한 처방의 하나였던 것이다. 중국을 중심으로 발달한 안마는 심장을 중심으로 바깥쪽으로 실시하며, 엄밀히 말하면 마사지와 다르다. 세부적으로는 다르지만, 몸매 관리 측면의 전체적인 효과에 있어서는 마사지와 안마가 비슷하다고 할 수 있다. 두 경우 모두 혈액 순환과 신진대사를 촉진하므로, 자주 하는 것이 좋다.

우리 몸에 쌓여 있는 노폐물이나 독소는 림프액을 따라 배설되는데, 마사지의 방향은 기본적으로 이 림프액의 흐름에 따라 심장에서 먼 곳부터 하는 것이 좋다. 가족 등 타인이 해주면 더 효과적일 수 있으나, 날마다 부탁하는 것도 쉬운 일이 아니니 스스로 하는 것을 원칙으로 한다.

부위별 탄력 마사지

손과 팔

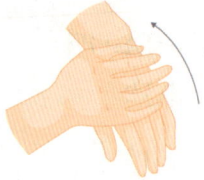

손등을 손가락 끝에서 손목 쪽으로 쓰다듬듯이 쓸어올린다. 천천히 시작하여 약간 열이 날 정도로 빠르고 힘있게 마사지한다.

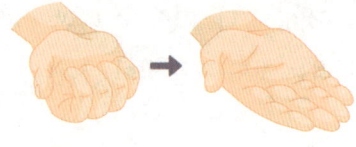

주먹을 꼭 쥐었다가 활짝 펴기를 반복한다.

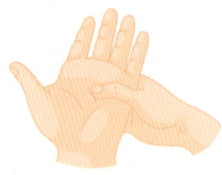

손바닥은 엄지로 이곳저곳을 꾹꾹 눌러준다.

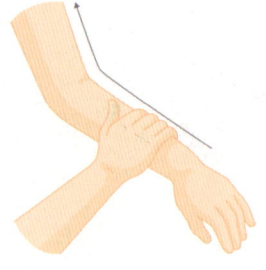

팔은 안쪽과 바깥쪽을 손목에서 어깨 쪽으로 약간 힘을 주어 자연스럽게 쓸어올린다.

등과 허리

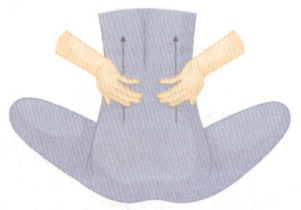

양손으로 허리에서부터 위쪽으로 힘껏 쓸어올린다. 등 위쪽은 혼자 하기 어려우므로 가족의 도움을 받는다.

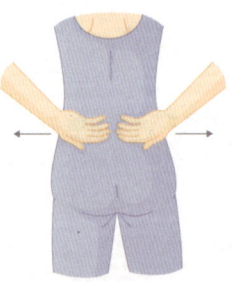

편하게 선 상태에서 허리 한가운데에서 바깥쪽으로 쓸어준다.

배

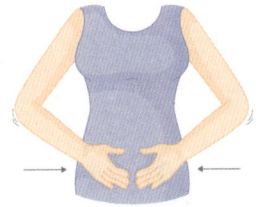

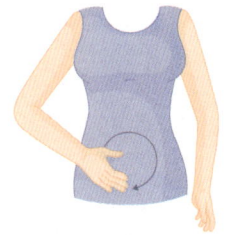

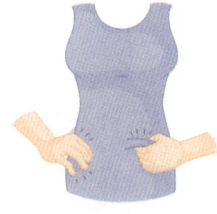

배는 양손을 이용해 바깥쪽에서 안쪽으로 힘껏 밀어준다.

오른손을 이용하여 시계 방향으로 원을 그리면서 쓰다듬는다.

양손으로 이곳저곳을 꽉꽉 잡아주어 셀룰라이트가 쌓이는 것을 방지한다.

발과 다리

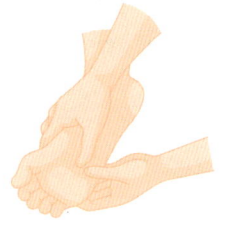

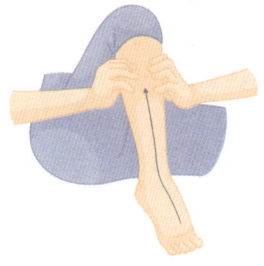

발바닥은 양손 엄지로 이곳저곳을 골고루 눌러준다.

발등과 종아리, 허벅지는 양손을 이용하여 밑에서부터 위로 힘껏 쓸어올린다.

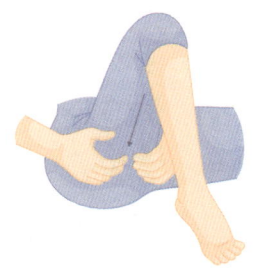

발목, 종아리와 허벅지의 뒷부분은 양손으로 꾹꾹 눌러주면서 쓸어올리면 더욱 효과적이다. 허벅지는 셀룰라이트가 축적되기 쉬운 부위이므로 다른 부위보다 강한 자극으로 마사지해 셀룰라이트의 결합 조직을 깨뜨려야 한다.

엉덩이

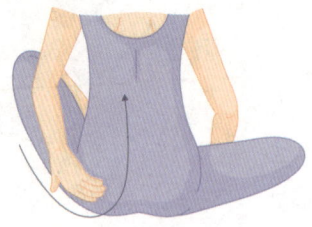

편안히 앉아 한 손으로 허벅지부터 엉덩이를
거쳐 허리까지 힘있게 쓸어올린다.

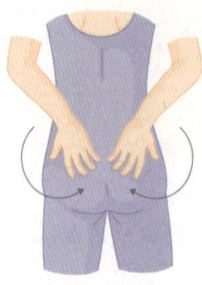

손바닥으로 허리에서 엉덩이 아래쪽으로 쓸어
내리며 바깥쪽에서 안쪽으로 원을 그리듯 마사
지한다. 이때 손가락을 벌린 상태에서 하면 한
결 수월하다.

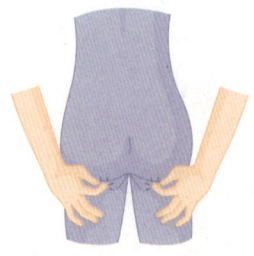

엉덩이와 허벅지가 만나는 부위는 엄지와 검지
로 꾹꾹 눌러준다. 이 부위는 지방이 축적되기
쉬운 곳이므로 집중적으로 마사지해야 한다.

체온 2℃의
비밀을
알려주마

세계 최고의 미녀는 누구일까? 여러 가지 주장이 있지만, 러시아와 동유럽의 미녀들이 전 세계 모델업계 등에서 최고의 미녀로 꼽힌다.

한 가지 사실이 전체를 대변할 수는 없지만, 몸매에 있어서는 더운 지역에 사는 민족보다는 추운 지역의 민족에 탄력 있는 몸매와 라인을 가진 미녀들이 많다. 그것은 민족 특유의 유전적 현상이라고 말할 수 있지만, 적자생존의 진화론적 개념에서 생각하면 추운 날씨에 적응한 결과 얻어진 아름다움이라 해도 무방할 것이다.

고등어는 우리나라 근해에서 잡히는 것보다 노르웨이 산이 더 맛있고 가격도 비싸다. 고등어뿐만 아니라 다른 생선류도 열대 바다에서 잡힌 것보다는 추운 지역의 바다에서 잡힌 것이 맛도 좋고 비싸다. 그것은 추운 기온에 적응한 결과 육질이 탄력 있고, 지방의 함량도 적기 때문이다.

이와 같이 탄력 있는 몸매 만들기에 있어서, 주변의 온도와 체온은 매우 중요하다.

내가 바디디자이너로 일하는 전문 센터의 프로그램 중에 이 원리를 이용한 것이 있다. 전문 센터에서는 25분간 저온 상태로 유지되는 스물일곱 가지 천연 성분의 특수한 용액으로 처리한 크레이프 밴드로 몸을 감는다. 이

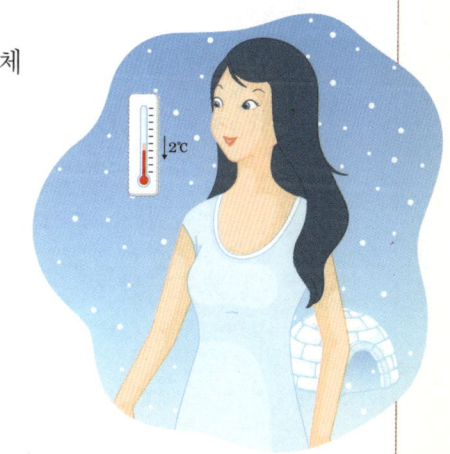

밴드를 몸에 감으면 체감 온도가 2℃ 가량 떨어지는데, 이렇게 변화된 환경에 저항해서 몸 속에 과도하게 팽창된 지방 세포가 생화학적 과정을 통해 스스로 연소·분해되면서 활성화 에너지를 방출시킨다. 이로써 지방 세포가 정상적인 크기로 돌아오고, 몸도 새롭게 만들어지는 것이다.

피하층에 자리하고 있는 지방층의 주요 기능 중의 하나는 잘 알려진 바와 같이 체온을 유지하는 것이다. 따라서 마른 사람은 추위를 많이 타고, 뚱뚱한 사람은 추위를 덜 탄다. 피하지방층은 주변의 온도가 낮아져 체온이 떨어지면 체온을 높이기 위해 지방을 연소시켜 열을 내고, 그 결과 체온은 유지되고 피하지방은 감소하는 것이다.
뿐만 아니라 주변의 온도가 낮아지면 우리 몸의 조직, 근육, 수분 등이 수축되어 전체적으로 탄력도 좋아진다. 따라서 이 부분은 꼭 전문 센터의 도움을 받지 않아도 일상 생활에서 어느 정도 시도할 수 있다.

먼저 겨울철에 집이나 회사의 실내 온도를 약간 추위를 느낄 정도로 낮추자. 몸매 관리에 좋을 뿐 아니라 에너지 절약이라는 이점도 있다. 평상복을 얇은 것으로 꺼내 입고 특히 겨울철에는 가급적 내복을 멀리하자. 또 목욕시에는 온욕과 냉욕을 반복하여 혈액 순환을 원활히 하고, 냉탕에 들어가는 것을 습관화한다. 가정에서도 가능하다면 찬물로 샤워하자. 힘들면 더운물로 샤워한 후 마지막 헹굴 때 찬물을 이용하는 식으로 적응기를 거치면 된다. 그러면 몸에 탄력이 붙는 것을 느낄 수 있을 것이다.
끝으로, 몸이 아플 때 열을 내리기 위하여 찬 물수건이나 얼음 주머니를 이용해 찜질을 하듯이, 과다한 피하지방층으로 탄력이 심하게 떨어진 부위에 냉찜질을 해보자. 부위별 효과도 기대할 수 있다.

진흙에 때 빼고
향기로
부드럽게

목욕의 목적은 청결과 위생에 있다. 그러나 단순한 몸 씻기의 의미 외에도, 건강 유지와 치료의 방법으로 목욕법이 널리 활용되고 있다. 몸매 관리의 방법을 설명하는 데 있어 목욕법은 다른 방법과 구별되는 엄청난 매력이 있다. 앞서 얘기한 식사 관리, 운동 관리, 생활 습관 관리 등에 비해 월등히 효과적이라고 말하기는 어려우나, 누구나 편안한 마음으로 쉽게 시도할 수 있는 방법이기 때문이다.

사실 식사나 운동 관리, 생활 습관 관리는 일부러 시간을 내야 하고, 몇 번씩 마음을 다져야 할 수 있으며, 세밀하게 신경을 써야 한다. 하지만 여성들 중에 샤워나 목욕을 소홀히 하는 사람은 없을 것이다. 목욕을 하면서 괴로워하거나 힘들어하는 사람도 없을 것이다. 일상적으로 하는 목욕을 조금만 신경 써서, 몸매 관리에 효과적인 방법으로 한다면 큰 힘 들이지 않고 탄력 있는 몸매를 얻는 데 도움이 된다.

그럼, 목욕을 통해서 얻을 수 있는 효과에는 어떤 것이 있을까?
목욕은 첫째, 혈액 순환을 촉진한다. 따뜻한 물이 우리 몸에 온열 작용을 일으키면 맥박이 빨라지고 혈액 순환이 촉진되어, 결과적으로 신체 기능이 활발해진다. 혈액은 파이프라인과 같은 혈관을 통해 우리 몸의 구석

구석까지 흐르고 있으며, 산소뿐만 아니라 생명 유지에 필수적인 다양한 성분들을 체내에 운반·공급하는 역할을 한다.

이 흐름이 좋지 않으면 우리 몸은 장애를 일으키게 된다. 대표적인 이상 신호가 통증과 바디라인이 무너지는 현상이다. 혈액 순환은 건강의 기본 이며, 우리 몸의 근육 활동과 기타 신체의 대사 활동을 촉진하고 원활하 게 하는 원동력이다. 원활한 혈액 순환은 에너지 소비를 촉진해 탄력 있 는 몸매를 유지하는 데 도움이 된다. 혈액 순환만 잘 되어도 피로감이 줄 어들고 마음도 한결 편안해진다. 이런 마음의 건강은 생활을 경쾌하게 하고, 탄력 있는 몸매 유지에도 직·간접적으로 영향을 미친다.

둘째, 노폐물을 배출한다. 따뜻한 물로 목욕을 하면 땀이 나는데, 우리 몸은 땀을 통하여 피부와 체내에 있는 노폐물을 몸 밖으로 배출한다. 이 노폐물은 우리 몸에 장애물과 같은 존재이기 때문에 신진대사와 탄력 있 는 몸매 관리에 방해가 된다. 전문 센터의 첫번째 관리 단계도 노폐물과 독소 제거이다.

셋째, 냉온 효과와 발열에 의해 지방 연소를 촉진한다. 앞에서도 간단히 이야기했지만, 찬물로 목욕이나 샤워를 하면 몸은 체온을 유지하기 위해 스스로 지방을 연소시키는 작용을 한다. 반대로 따뜻한 물이나 땀이 피 부에서 증발할 때는 몸에서 열을 발산시켜 칼로리를 소비하는데, 이를 통해 지방 분해 작용이 촉진된다. 이외에도 욕조에 몸을 담그고 있으면, 부력에 의한 신체 조직의 자극 효과도 기대할 수 있다.

이제 가정에서나 대중목욕탕에서 가볍게 할 수 있는 여러 가지 목욕법의 특징과 올바른 방법을 알아보자.

전신욕

가장 흔한 목욕법이다. 먼저 몸을 간단하게 씻고 욕조에 들어가 목만 내놓고 몸을 담근다. 가장 중요한 것은 물의 온도인데, 체온보다 약간 높은 38~40℃가 적당하다. 가정에서는 미지근한 물에 입욕 후 뜨거운 물을 보충하여 물의 온도를 높이고, 대중목욕탕에서는 온탕에 입욕 후 적응이 되면 열탕에 입욕하는 것이 좋다. 수분 과다 배출 등으로 너무 지치지 않도록 스스로 입욕 시간을 조절한다.

반신욕

반신욕은 사람에 따라서는 탄력 있는 몸매 만들기에 있어 가장 효과적인 목욕법이 될 수 있다. 체온보다 약간 높은 38~40℃의 물에 배꼽까지만 담그는 목욕법으로, 심장에 무리를 주지 않아 오랜 시간 지속할 수 있다. 하체의 더운 기운이 상체의 차가운 부위로 이동하려는 성질이 있기 때문에 혈액 순환이나 신진대사에 도움이 된다. 두 팔은 물에 담그지 않는 것이 좋으며, 상체에 땀이 날 때까지 지속하는 것이 효과적이다.

수욕과 족욕

손과 발은 여러 가지 신경이 연결되어 있는 곳이
다. 민간요법에서 몸이 피곤할 때나 체증이 있을
때 손발을 자극하는 것도 이 때문이다. 손과 발
을 물에 담그는 수욕과 족욕은 전신욕이나 반신욕
에 비해 효과가 높다고는 할 수 없으나, 가볍게 할 수 있
다는 것이 장점이다.
방법은 따뜻한 물에 손목까지 담그며, 이때 손가락으로 손바닥
을 지압하면 더욱 좋다. 족욕은 발목까지 따뜻한 물에 담그거나 찬
물에 번갈아 담그면 된다. 특히 수욕은 세면대에 따뜻한 물만 받으면 실
시할 수 있으므로, 피곤할 때 짬을 내어 자주 하는 것이 좋다.

해수욕

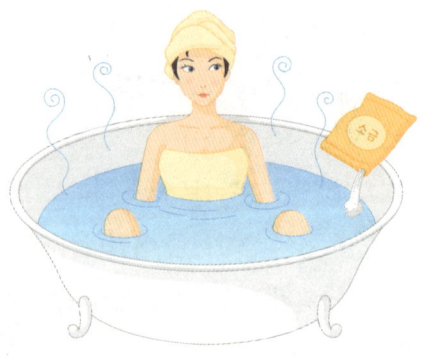

대중탕 중에 해수탕이라 하여 바닷물로 목욕을
하는 곳이 있다. 해수탕은 탄력 있는 몸매 만들
기에 매우 효과적이다. 이는 해수의 삼투압
작용 때문인데, 물 속 이온의 농도가 우리 몸
보다 높으면 과다 수분을 배출하게 되고, 우
리 몸은 더욱 치밀하고 탄력 있는 조직으로 바뀐
다. 따라서 해수욕을 즐겨 하는 것은 매우 긍정적
인 일이다.

가정에서도 욕조에 따뜻한 물을 받고 소금을 풀어 몸을 담그고 있으면 효과적이다. 소금의 양은 물의 2% 정도가 적당하며, 측정하기 어려울 때는 맛을 보아 약간 짠맛이 나면 된다. 소금물의 농도는 체액의 농도보다 높아야 하는데, 보통 소금의 농도가 1% 이상이면 짠맛을 느끼기 시작한다. 천일염은 불순물이 많아 좋은 효과와 나쁜 효과가 같이 발생할 수 있으므로, 정제염(꽃소금 등)을 사용하는 것이 더욱 효과적이다.

머드욕

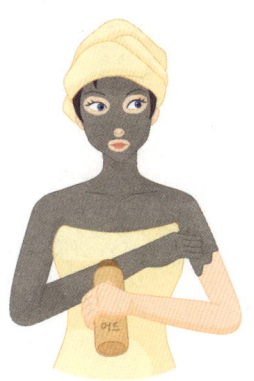

요즘은 진흙을 재료로 한 목욕용품도 많이 판매되고 있다. 머드는 오랜 시간 화학적 · 지질학적 작용에 의해 퇴적된 층이기 때문에 많은 무기물질과 미량 원소로 구성된 유효 성분들을 포함하고 있어 노폐물 배출과 피부 탄력 강화에 도움을 준다. 따라서 목욕할 때 머드를 이용하면 더욱 좋은 효과를 기대할 수 있다.

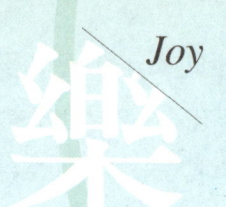

Joy

8단계
마음 관리

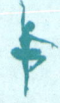

이제 탄력 있는 몸매와 아름다운 바디라인을 갖기 위한 마지막 단계다. 건강 미인이 되기 위해서는 몸뿐만 아니라 마음의 건강도 중요하다.

마음 관리는 두 가지 측면에서 고려해야 한다. 첫째, 스트레스는 생리학적으로 몸매의 탄력을 떨어뜨리는 주요 원인이 된다. 식사 습관이나 생활 습관을 망가뜨리고, 생리학적으로 지방이 과다하게 축적되는 원인도 될 수 있다. 그러므로 스트레스를 극복할 수 있는 마음 관리는 매우 중요하며, 스트레스를 극복하면 긍정적인 사고를 하는 최고의 건강 미인이 될 수 있다.

둘째, 꾸준한 노력으로 건강 미인이 되었다고 해도 방심해선 안 된다. 최상의 상태를 유지하려면 나태해지지 않도록 자기 암시적 마음 관리가 필요하다. 이러한 마음 관리 계획과 실행이 병행돼야 탄력 있는 몸매와 아름다운 라인을 갖춘 영원한 건강 미인이 되는 것이다.

스트레스가
먹게 한다

현대인에게 스트레스는 그림자처럼 따라다니는 존재다. 경쟁이 치열한 사회에서 생활하는 우리는 사람들과 만나고 교류하는 것 자체가 스트레스라고 할 정도로 뜻하지 않은 다양한 스트레스 속에서 살아간다. 이러한 환경과 스트레스를 잘 극복하고 원만히 살아가는 사람들도 많지만, 스트레스를 해소하지 못해 몸과 마음에 장애를 일으키는 사례도 의외로 많다.

스트레스는 각종 질병과 장애의 원인이 되는 것은 물론, 탄력 있는 몸매를 만드는 데도 심각할 정도로 악영향을 미친다. 여성들의 경우 스트레스를 받을 때 나타나는 대표적인 현상이 과식이다. 그것은 모든 스트레스가 호르몬의 변화와 함께 인체의 지방 흡수와 수분의 축적을 촉진하는 인슐린과 코티졸(cortisol)의 분비를 동반하기 때문이다. 인슐린과 코티졸의 분비가 늘어나면 식욕이 증가하여 평상시보다 많은 음식을 먹게 된다. 그 결과 우리 몸에는 지방이 축적되고, 바디라인이 무너지며, 탄력 또한 현저하게 떨어진다. 다시 말해 스트레스로 인한 과식으로 뚱보가 되어가는 것이다.

또 스트레스를 받으면 우울해지고 공허감과 상실감을 느끼며, 만사가 귀

찮고, 아무 의욕도 생기지 않는 사람들도 많다. 이런 사람들은 스트레스를 받으면 활동량이 줄고, 심하면 아무것도 먹지 못한다. 이러한 경우는 반대로 영양소의 섭취가 부족하기 때문에 단식의 효과처럼 몸 속의 단백질과 무기질이 배출되어 몸무게가 준다. 그러나 활동량이 줄어들다 보니 근력의 강도와 질도 떨어져 결국 몸매의 탄력이 저하된다. 이렇게 스트레스 때문에 아무것도 먹지 못하다가 갑자기 음식을 먹으면 우리 몸은 흡수된 영양소를 단백질로 보충하는 것이 아니라 지방으로 축적하는데, 이것 역시 몸매의 탄력을 떨어뜨리고 원치 않는 부위만 굵어지게 하는 원인이 된다.

끝으로 스트레스는 신진대사와 혈액 순환에 관련된 작용의 장애를 일으킨다. 이렇게 되면 몸에 부종이 생기고, 셀룰라이트가 형성되어 바디라인과 탄력을 망치게 마련이다.

그러므로 탄력 있는 몸매를 만들고 유지하기 위해서는 스트레스를 슬기롭게 극복하는 지혜가 필요하다. 스트레스를 받는다 하더라도 식습관에 변화가 생기지 않도록 주의해야 한다. 스트레스로 인한 과식과 단식은 어느 쪽도 몸매의 탄력을 유지하는 데 도움이 되지 않는다. 스트레스로 식욕이 당기는 경우라면 물을 많이 마셔 공복감을 줄이고, 홍차나 녹차와 같은 차 종류를 마시면서 마음을 진정시켜야 한다.

반대로 기분이 우울해지고 식욕도 없고 만사가 귀찮은 경우에는 가벼운 운동으로 몸에 활기를 불어넣고, 경쾌한 음악을 들으면서 기분 전환을 하는 것이 좋다. 아니면 친한 친구와 이야기를 나누거나, 오랜만에 영화를 보는 것도 괜찮다.

현대사회에서 스트레스 제로 상태를 만들기란 불가능하지만 스트레스를 극복하는 것은 가능한 일이다. 매일매일 긍정적으로 생각하고, 규칙적인 생활을 하자. 가벼운 운동이나 스트레칭을 생활화하고, 자기 자신을 사랑하고 자신감을 가지자. 그러면 스트레스에서 자유로워지고, 스트레스로 인해 아름다운 바디라인이 무너지거나 탄력이 떨어지는 일은 발생하지 않을 것이다.

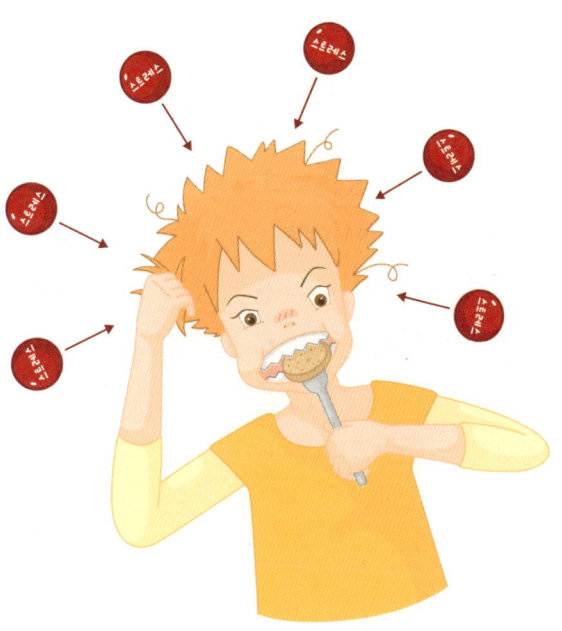

휴식 같은
1분 다이어트

아무리 바쁜 사람도 하루에 1분은 몸매 관리를 위해 투자할 수 있을 것이다. 1분 동안 효과적인 몸매 관리를 할 수 있는 방법이 바로 '1분 명상'이다.

가만히 앉아서 명상하면 살이 빠질까? 명상은 몸매 관리를 하는 데 우리 몸에 비타민과 같은 역할을 한다. 직접적인 칼로리 소비 등과는 다소 거리가 있지만, 명상을 하면 몸과 마음의 기운이 안정되고 신진대사가 원활해져 몸매 관리의 효과를 얻을 수 있다. 몸매 관리의 효과를 극대화하려면 명상 요법을 병행하는 것이 좋다. 단, 고집이 세거나 스트레스를 많이 받는 사람은 상대적으로 효과가 적게 나타날 수 있다.

명상의 가장 큰 효과는 마음을 진정시키고, 그로 인해 신체의 호르몬, 대사 작용, 기氣의 흐름을 원활히 하는 점이다. 살이 찐다는 것, 특히 특정 부위의 몸매가 무너진다는 것은 한마디로 우리 몸의 신진대사가 비정상적으로 일어나고 있음을 의미하는데, 명상이 이 비정상적인 흐름을 정상적인 흐름으로 유도한다.

또 하나의 효과는 몸매 관리를 하다가 포기하는 사람들의 의지력 부족을 해결할 수 있는 방법이 된다는 것이다. 명상을 통해 의지를 북돋우고, 마음가짐을 가다듬으면 새로운 활력을 얻을 수 있을 것이다.

명상에 요가 등을 병행하면 잘못된 체형 교정과 마음 관리에 의한 바람
직한 대사 작용의 활성화 효과를 동시에 얻을 수 있다.

1분 명상은 언제 하는 것이 좋을까?

먼저 아침에 일어나 1분 명상을 함으로써 마음을 차분히 가
라앉히고, 탄력 있는 몸매 관리를 위한 1일 계획을 수립한
다. 1일 계획은 탄력 있는 몸매 관리를 위하여 '해야 할
일'과 '해서는 안 될 일'을 마음속으로 정리하고 확인하
는 것이다. 그리고 꼭 할 수 있다는 의지와 신념을 강
하게 하며, 이러한 것이 괴롭고 힘든 일이 아니라 삶
을 아름답게 가꾸고 즐기는 일임을 되새긴다.
다음으로는 점심이나 저녁식사 시간 직전에 1분 명상
을 통해 마음을 진정시킨다. 식사 전의 1분 명상은 폭식과 과식을 방지할
수 있다.

끝으로 잠자기 전 1분 명상을 하라. 이 시간을 통해 하루를 돌이켜보고,
아침에 계획했던 '해야 할 일'과 '해서는 안 될 일'의 성과를 평가한다.
자책과 비난보다는 격려와 칭찬을 하라. 칭찬과 격려를 통하여 하루하루
탄력 있는 몸매 관리를 해나가는 과정 자체를 즐겨라. 그러면 탄력 있는
몸매는 당신 것이 된다. 아름답고 탄력 있는 몸매를 가진 당신의 모습을
그리며, 이제 펼쳐질 뷰티풀 라이프를 꿈꾸며 잠자리에 들라.

1분 명상은 어떻게 할까?

조용한 방에서 가부좌로 앉아 눈을 감고 잡념을 떨친 채 편안한 마음으로 복식 호흡을 한다. 그러면 장 운동이 원활해지고 몸에 맑은 기운이 충만해 산소 공급량이 늘어나고 스트레스가 풀린다. 조용히 눈을 감은 상태에서 마음이 편안해지지 않으면, 명상음악을 들으면서 명상에 들어가는 것도 좋은 방법이다.

명상음악에는 여러 곡들이 있으나, '자연음악' 이라는 장르의 음악이 몸의 기운을 더욱 활성화시킨다. 가제오 메그르나 아오키 유키코의 음악을 들어라. CD를 구할 수 없다면 인터넷 사이트에 접속해서 자연음악을 듣는 것도 좋다. 마음이 편안해지고 몸매에 탄력이 붙는 느낌이 들 것이다. 명상은 눈을 감지 않고도 가능하다. 자연음악을 틀어놓고, 다음과 같은 글이나 자기가 적어두었던 다짐을 천천히 마음속으로 되새기며 한 번씩 읽는다.

탄력 있는 몸매 관리를 해야 함은
나는 아름다움을 추구하는 사람이기 때문이다.
내가 아름다움을 추구하는 것은
내 인생을 아름답게 하기 위함이요,
세상을 아름답게 하기 위함이다.

내가 탄력 있는 몸매 관리를 하는 것은
나 자신과 가족에게 하는 약속이다.

하루하루 과정에 충실하며, 한 걸음 한 걸음
내 몸과 인생을 조각하는 예술가가 되겠다는.

탄력 있는 몸매를 위해 나아가는 길에서 발전의 표시는
나 자신과 약속을 지키는 것이다.
내가 약속을 지킬 수 있음은
내가 평범한 사람이기 때문이다.
모든 일을 할 때 가능한 한 최선을 다하자.
이 과정에서 나는 내 몸의 아름다움뿐만 아니라,
자신감을 얻게 되리라.
탄력 있고 아름다운 몸과 마음은 이미 내게 와 있다.

탄력 up!
좋은 명상음악과 음악가

- 가제오 메그르
- 앙드레 가뇽(특히 〈눈을 감고〉)
- 황병기(특히 비발디의 《사계》 중 〈봄〉)
- 조지 윈스턴
- 이루마
- 아오키 유키코
- 유키 구라모토(특히 〈햇살 속에서〉)
- 김영동(특히 〈먼길〉 〈산행〉 〈회상〉)
- 시크릿 가든
- 국악 명상곡(〈캐논〉(가야금 변주곡), 〈일심〉 〈시냇물 소리와 산빛〉 〈하루아침의 티끌〉 〈한결같은 사랑〉 〈하늘 구름〉 〈진정한 행복〉 〈천년의 침묵〉 〈그리움〉 〈설중매〉 〈무소유〉 〈남도 환상곡〉 등)
- 기타(케빈 컨의 연주곡, 마스카니의 〈인터메조〉, 스메타나의 교향시 《나의 조국》 중에서 제2악장 〈몰다우〉 등)
- 명상음악 참조 사이트(http://zen.co.kr, http://lyra.co.kr 등)

숙면을 통한 충분한 휴식은 신체에 활력을 공급한다

수면 부족은 다음날 신체의 기능을 저하시켜 사람을 무기력하게 한다. 또 이땐 민감해지므로 잠을 충분히 자지 않는 것은 스트레스에 노출되는 지름길이다. 마음 관리를 위해 충분한 휴식은 가장 중요한 요소다.

음식도 매우 중요하다

초콜릿같이 당분이 많이 들어 있는 음식, 알코올이나 카페인 등은 스트레스 반응을 증가시킬 수 있으므로 절제해야 한다. 스트레스가 쌓일 때는 비타민이나 미네랄 등을 충분히 섭취하는 것이 좋다.

집착과 관념에서 자유로워져야 한다

목표의식을 갖는 것은 좋으나, 그것에 너무 집착하면 마음이 흥분되고 불안해진다. 원하는 방향으로 다가가는 과정의 새로운 모습을 즐기자.

세상의 주인은 나 자신이라는 주체의식을 가져야 한다

타인에 의한 수동적인 생활보다는 주인의식을 갖고 스스로 모든 문제를 해결하겠다는 적극적인 마음을 갖자.

세상의 평가에 너무 귀 기울이지 말자

세상 사람들이 모두 나를 지켜볼 것 같지만 그렇지 않다. 설사 기분 나쁜 소리를 들었다 하더라도 빨리 잊어버리자. 당신만 괴로울 뿐, 그들은 자신이 그런 얘길 했다는 사실을 기억조차 하지 못할 것이다. 넓은 아량으로 부족한 그들을 받아주자.

환경을 탓하지 말자

모든 것이 내 탓이다. 진정으로 자신 있는 사람은 잘 되든 잘못 되든 자신의 몫으로 겸허하게 받아들이고, 더 나아질 수 있는 기회로 삼는다.

항상 웃는 얼굴로 낙관적이고 긍정적인 마음을 갖자

모든 일은 잘 될 것이다. 밝은 마음을 가져야 한다. 세상일에 그냥 끄덕거리기만 해도 절반은 얻을 수 있다. 항상 긍정적인 마음으로 자신과 타인의 좋은 점들을 발견하려고 애쓰고 칭찬에 후한 사람이 되자.

몇 분이라도 몸과 마음을 편안히 하는 시간을 갖자

조용히 명상을 하거나 좋아하는 음악을 듣는다든지, 영화나 책을 보면서 잠시라도 세상일을 잊어버리자.

대화를 즐기자

아무리 노력해도 긴장감이 줄지 않고 머릿속이 어수선하다면, 누군가 대화할 수 있는 사람을 찾아보자. 좋은 친구나 애인, 배우자와 나누는 대화는 정서에 안정감을 줄 수 있다. 이야기하는 것만으로도 스트레스가 풀리고 기분이 좋아질 것이다.

자신에 대한 긍정적인 격려와 질책은 발전의 원동력이다

계획한 일의 결과에 지나치게 집착하면 오히려 역효과를 불러올 수 있지만, 자꾸 포기하고 싶고 쉬고 싶은 나약한 마음을 스스로 질책하고 이끌어가는 자세는 새로운 성취의 기쁨을 줄 수 있다. 긍정적인 자기 격려를 두려워하지 말자.

부 록

- 몰라도 너무 모르는 몸매 관리 상식

- 바디디자이너의 생생 체험 사례

- 식품별 칼로리, 제대로 알고 가려 먹자

- 탄력up 라인up! 스트레칭 프로그램
  & 셀프 체크 시트

Body Design

신속한 몸매 관리에는 굶는 게 최고? Oh, No!

많이 먹어서 살쪘으니 안 먹으면 빠지겠지 하는 단순한 생각에 단식을
하는 사람들이 많다. 그러나 지속적으로 심한 단식을 하면 오히려 체중
을 감량시키기 어려운 체질로 변할 수 있다. 단식으로 외부로부터의 영
양 공급이 단절되면 우리 몸에선 실제로 문제가 되는 체지방의 감소보다
는 근육이나 수분의 감소가 먼저 일어나기 때문이다. 그러므로 무리한
단식은 금물이며, 단기간에 몸매 관리를 하겠다는 생각 자체를 버려야
한다. 건강해도 건강을 위해 힘쓰듯이, 몸매 관리는 죽을 때까지 생활 속
에서 하는 것이다.

요요 현상이 뭐예요?

요요 현상이란 체중을 감량한 후 일정 시간이 지나면 다시 체중이 늘어
나 이전의 체중, 혹은 이전과 비슷한 체중으로 돌아가는 현상을 말한다.
이와 같은 요요 현상은 기초대사량과 깊은 관련이 있다. 우리 몸은 살아
있는 생명체로서, 단순한 원리나 공식으로는 설명할 수 없다. 주변 환경
에 따라 시시각각 유기적으로 변하기 때문이다. 그러한 변화의 중요한
지표가 바로 기초대사량이다. 그런데 이 기초대사량과 깊은 관련이 있는

것 중의 하나가 영양 공급이다.

일정 시간 동안 식사를 제한하여 영양 공급을 줄이면 우리 몸은 민첩하게 비상 사태임을 인식하여 기본적인 씀씀이, 즉 기초대사량을 대폭 줄인다. 가끔 식사를 거르더라도 무리 없이 생활할 수 있는 것도 이 때문이다. 다른 각도에서 살펴보면 줄어든 기초대사량으로 인해 고정적으로 소비되는 칼로리가 줄어 한 끼를 굶어도 체중이 그만큼 빠지지는 않는 것이다.

따라서 다이어트를 위한 무리한 단식 등의 극단적인 방법은 노력한 만큼 효과를 거두기 어렵다.

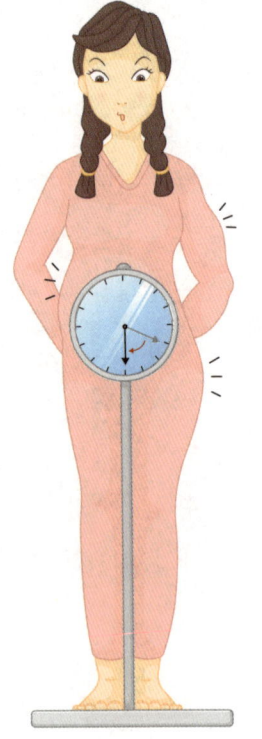

일정 시간 식사를 제한하여 기초대사량이 떨어지면 이후 식사량이 몸매 관리 이전과 같거나 적은 양이더라도 에너지가 대부분 소화·흡수되지 않고 체내에 축적되므로, 오히려 체중이 증가하는 요요 현상이 일어난다. 심각한 경우 정신적 문제, 거식증, 폭식, 구토 등을 일으킬 수도 있으므로 주의해야 한다. 따라서 몸매 관리 측면에서는 갑작스러운 식사 제한과 같은 방법은 시도해서는 안 되며, 반드시식사와 생활 습관, 운동, 부위별 관리 등 종합적인 차원에서 관리해가야 한다.

천천히 먹을수록 아름다운 당신

천천히 먹으면 음식의 섭취량이 줄어들 뿐만 아니라, 혈당의 증가가 천천히 일어난다. 따라서 인슐린 분비가 천천히 진행되어 체내의 지방 축적을 줄일 수 있다.

탄력을 위해 아침식사는 필수

아침을 먹지 않으면 식사 간격이 멀어져서 점심식사 때 자신도 모르게 과식을 하게 되므로, 체지방이 증가하기 쉽다. 또 식사 전에 배고픔을 참지 못해 과자나 빵 등을 먹게 되는데, 이와 같은 간식은 대부분 열량이 높다.

무시할 수 없는 물의 힘

물은 우리 몸에서 여러 가지 운반 작용을 하므로, 물을 많이 마시면 노폐물의 배출이 수월해진다. 또 노폐물이 제거되면 신진대사도 원활해진다. 국이나 야채 등 음식으로 섭취하는 것을 포함하여, 하루에 2리터 정도의 물을 마시는 것이 좋다.

술은 유죄, 안주는 더 큰 죄

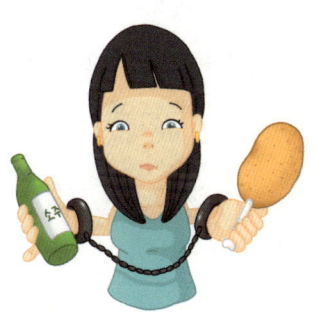

홀짝홀짝 마시는 술에도 칼로리가 있어 우리 몸을 살찌게 한다. 그러나 더 무서운 것은 야금야금 먹게 되는 안주다. 영양가 높고 기름진 안주를 먹고 늦은 밤 귀가하여 그대로 잠들면, 그날 먹은 술과 안주가 모두 뱃살이 된다. 탄력 있는 몸매를 위해선 술자리와의 전쟁을 선포해야 한다.

물을 많이 마신다고 근육이 되는 것은 아니다

물과 몸매 관리의 관계를 어느 한 가지로 판단할 수는 없지만, 우선 물에는 열량이 하나도 없다. 따라서 정상적인 사람이 물을 마시면—물이 뱃속에 있는 동안에는 모르겠지만—많이 마신다고 지속적으로 체중이 늘지는 않는다. 오히려 공복감을 줄여 다른 음식물을 덜 먹게 하지, 물 때문에 지방이 늘어난다거나 근육이 불어나지는 않는다.

우리 몸에는 필요 이상의 수분이 들어오면 체내의 삼투압을 유지하기 위해 과다한 수분을 땀이나 소변 등으로 배출하는 조절 능력이 있다. 물론 신진대사에 장애가 있는 경우는 몸의 수분이 배출되지 못해 수분량이 늘어날 수 있다. 이때는 강제로 물을 빼기보다는 신진대사를 원활하게 하여 자연스럽게 배출되도록 해야 한다. 몸 속의 수분을 젖은 수건을 비틀어 짜듯이 강제로 제거하면 손상을 가져온다.

실제로 살을 빼기 위해 사우나에 가는 여성들이 있고, 사우나를 하고 나면 체중이 1~2kg이 줄어든다는 사람들도 봤다. 물론 사우나를 하고 나서 어느 정도 체중이 주는 것은 사실이지만, 이것은 체지방이 준 것이 아니라 몸 속의 수분이 빠져 나갔기 때문이다. 또 우리 몸은 자연스럽게 필요한 만큼 수분을 다시 흡수해 축적하기 때문에 지속적인 몸매 관리 차원에서 억지로 땀을 빼는 것은 아무 의미가 없다.

마가린이 버터보다 열량이 적을까?

식물성 기름과 동물성 기름, 그리고 이것으로 만든 마가린과 버터는 어느 것이 열량이 적을까? 실제로 식물성 기름과 동물성 기름의 열량 차이는 거의 없다. 따라서 몸매 관리 측면에서 큰 차이가 있다고 말하기는 어렵다. 하지만 식물성 기름에는 인체에 무해한 불포화 지방산이 많이 함유되어 있으므로, 이왕이면 식물성 기름을 먹는 것이 바람직하다. 열량 측면에서는 마가린, 버터 등과 같은 기름 가공품 중에도 열량이 적은 지방 대체제를 이용하여 만든 저칼로리 제품들을 선택하는 것이 좋다.

과일 미인이 되자

과일은 피부에도 좋고, 수분이 대부분이니 많이 먹을수록 좋다고 생각하는 것은 오산이다. 대부분의 과일에는 단맛을 내는 당분이 들어 있는데, 이 당분은 열량을 내는 것은 물론이고 흡수도 빨라서 인슐린의 분비를 촉진할 수 있다. 사과 두 개는 밥 한 공기의 열량을 내므로 적당히 먹어야 한다. 특히 각종 과일, 옥수수, 마요네즈, 소스 등을 듬뿍 넣은 샐러드를 배부르게 먹는 것은 내 몸을 살찌게 하는 지름길이다.

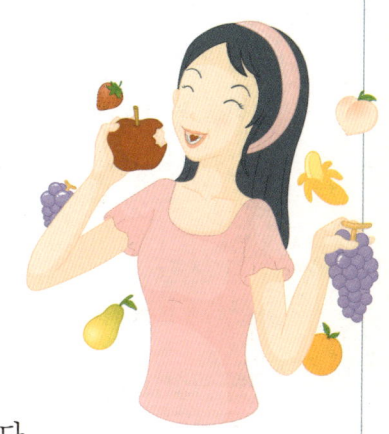

당신이 잠든 사이, 체지방의 축적은 시작된다

하루 일과를 마치고 잠자리에 드는 시간, 이때는 우리 몸이 휴식을 취하는 시간이다. 그런데 인체는 아주 오묘해서 우리가 움직이는 낮 시간에는 기초대사량이 높지만, 휴식을 취하는 저녁시간, 특히 잠자는 동안에는 기초대사량이 줄어든다.

따라서 잠자기 직전이나 늦은 시간대에 식사를 하면 에너지로 소비되는 부분이 적기 때문에 체지방으로 전환되는 비율이 많아진다. 저녁식사는 최소한 잠자기 3~4시간 전에 하고, 그후에 다른 음식물 섭취는 삼가는 것이 탄력 있는 몸매를 위한 필수 사항이다.

시간이 없다고? 몸매 관리는 생활 속에서

몸매 관리를 하는 데 필요한 것 중에 운동과 스트레칭이 있다. 그런데 바쁘게 살다 보면 운동을 하기 위해 따로 시간을 내기란 여간해선 쉬운 일이 아니다. 그렇다고 관리를 하지 않아 결국 몸매가 망가지면 어디 하소연할 데도 없다.

해결 방법은 단 하나. 생활 속에서 지속적으로 움직이는 것이다. 무심코 앉아 있거나 TV를 보는 시간에 가볍게 윗몸 일으키기를 하고, 가벼운 스트레칭을 해보자. 이것만으로도 많은 효과를 볼 수 있다.

누군 좋아서 피우나, 그놈의 살 때문이지

젊은 여성들 중에 몸매 관리를 위해 흡연을 하는 사람들이 있다고 한다. 그런데 이것은 정말 잘못된 상식이다. 흡연은 기초대사율을 6% 정도 증가시켜 일시적으로는 효과가 있다고 할 수 있지만, 30분 이내에 그 효과가 사라지므로 실제 몸매 관리 측면에는 도움이 되지 않는다. 따라서 몸매 관리를 위하여 담배를 피우는 것은 바보 같은 짓이다.

흡연을 하면 살이 빠진다는 말도 안 되는 오해는 아마도 흡연자가 담배를 끊었을 때 흡연 욕구를 억누르기 위해 군것질을 하다 보니 살이 찐 것을 보고 생긴 것일 것이다. '담배를 끊으면 살이 찌니 흡연이 살을 빼는 효과가 있구나' 하고 더 엄청난 오해를 하는 사람도 많다. 다시 말하지만 흡연은 건강에나 몸매 관리에나 백해무익하다.

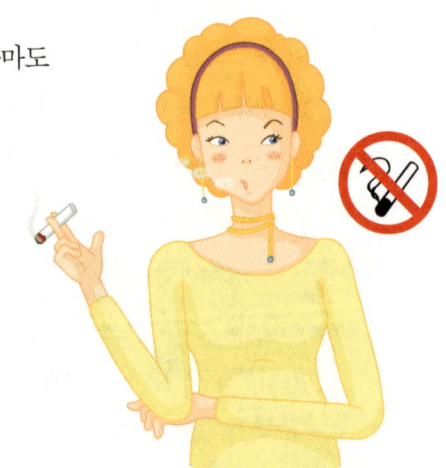

뭐니뭐니해도 걷는 게 최고

하루 20~30분 정도의 가벼운 걷기는 신체의 활동 대사량을 증가시켜 칼로리를 소비하게 하고, 탄력 있는 몸매를 만들어준다.

설거지는 뒤꿈치를 들고, 전철이나 버스에서도 살짝살짝

종아리의 라인이 무너진 당신. 설거지를 할 때 가만히 서서 하는 것보다 수시로 뒤꿈치를 들어보라. 그러면 종아리 근육을 자극해 탄력과 라인이 살아난다. 전철이나 버스에 서 있는 동안에도 살짝 까치발을 해보자. 간단한 동작이지만 다리 근육에 자극을 줘 예쁜 라인이 되살아나게 해준다.

부록 2_바디디자이너의 생생 체험 사례

지금부터는 그동안 내가 수많은 고객들을 상담했던 경험을 되살려 다양한 실제 사례를 분석해보고자 한다. 앞서 여러 번 이야기한 것처럼 나는 누구에게나 자신이 원하는 몸매를 가질 수 있는 능력이 있으며, 노력으로 반드시 건강 미인이 될 수 있다는 신념을 갖고 있다.

체질이 아니라 생활 방식이 중요하다고 했다. 건강 미인이 될 수 있는 훌륭한 체질을 갖고 태어났다 하더라도, 바람직하지 못한 생활 방식을 갖고 있으면 몸매의 탄력과 라인이 나락으로 떨어지는 것은 시간 문제다. 세계적인 미녀들이 몇 달 사이에 뚱보가 되어버린 사례들을 우리는 매스컴을 통해 종종 접한다. 얼마 전에도 미국 클린턴 전 대통령과의 스캔들로 화제를 모은 적 있는 모니카 르윈스키가, 몰라보게 달라진 거구의 몸으로 차에 오르는 장면이 카메라에 포착되어 방영되기도 했다. 그러나 이와는 반대로, 유전적으로 건강 미인이 되기에는 다소 부족한 체질을 갖고 태어났어도 꾸준히 노력해서 건강 미인이 되는 사례도 심심치 않게 볼 수 있다. 중요한 것은 생활 방식이며, 몸매 미인은 태어나는 것이 아니라 만들어지는 것이다.

이런 이야기를 듣고 "그걸 누가 모르나? 그게 그리 쉬운 일이어야 말이지" 하며 푸념하는 이들도 있을 것이다. 나는 이들에게 강하게 이야기하고 싶다. 정말 누구나 몸매 관리를 통해 건강 미인이 될 수 있다고. 나를 찾아온 몇몇 고객들의 사례를 보면서, 건강 미인의 고지를 향해 첫발을 내디뎌보자.

에어로빅은 나의 인생, 38세 주부

A씨는 정말 성실하고 매사에 노력하는 당찬 여성이다. 그녀는 아이를 낳아 기르면서도 13년간 거의 매일 에어로빅을 했다고 한다. A씨가 나를 찾아온 이유는 운동으로 굵어진 하체 때문이다. 그녀는 무척 건강해 보였고, 몸매의 탄력도 유지되고 있는 듯했다. 그러나 그녀의 말대로 역시 감춰진 하체가 문제였다. 그녀의 하체는 근육량이 정상치보다 많은 근육형이었다.

근육형을 건강 미인형으로 만드는 것이 가장 어려운 일인지라 처음에는 나도 걱정이 많았다. 하지만 A씨가 13년간 날마다 에어로빅을 했다는 사실에서 자신감을 얻게 되었다. 13년간 매일매일 에어로빅을 한다는 것은 보통의 의지와 자기 관리로는 힘든 일이다. 내가 판단하기에 A씨는 의지가 대단한 사람이었고, 따라서 옳은 방향만 제시해주면 오히려 쉽게 건강 미인이 될 수 있겠다는 생각이 들었다.

먼저 그녀에게 하체의 근육을 강화하는 운동을 자제하고, 주로 걷기나 가벼운 달리기 등 유산소 운동을 하라고 권했다. 매일매일 운동하던 사람이 운동 자체를 그만두면 칼로리 소비가 줄어들어 오히려 지방 축적이 늘어날 수 있기 때문이다. 따라서 칼로리를 같은 수준으로 소비할 수 있는 운동을 권한 것이다.

다음으로 식사량을 조금 줄이고, 그녀가 적어온 푸드 다이어리를 참고로 지방 함량이 많은 음식과 인슐린 분비를 촉진할 수 있는 음식을 그렇지 않은 음식으로 대체하도록 했다.

그리고 A씨에게는 전문적인 하체 관리가 필요하다고 판단, 우선 단단하게 뭉친 근육을 풀어주는 마사지를 실시했다. 그후 기계 관리와 래핑을 통해 근육의 에너지 순환율과 소비율을 높이도록 했다.

이렇게 두 달 동안 14회 관리를 받은 A씨는 예상대로 남들보다 빨리 효과를 볼 수 있었다. 의지가 강한 그녀가 관리 프로그램을 잘 따라준 결과였다. 13년간의 운동으로 몸매의 탄력은 좋았기 때문에, 바디라인이 살아난 그녀는 완벽한 건강 미인이 되었다. 시작 전 163cm에 56kg이던 A씨는 관리 후 몸무게가 2kg 줄었다. 중요한 것은 허벅지 둘레가 양쪽 모두 무려 2인치나 감소했다는 사실이다. 섬세하게 조각하는 마음으로 두 달을 보낸 대가로 얻은 결실이었다.

울퉁불퉁 내 다리, 27세 미혼 여성

1년 전쯤 젊은 여성 B씨가 찾아왔다. 전체적으로 살집이 있는 몸매였다. 정확한 상태를 파악하기 위해 B씨의 몸을 살펴보다가 무척 놀랐다. 옷 속에 감춰져 있던 다리가 울퉁불퉁하여 아주 보기 흉한 상태였기 때문이다. 이유를 물어보니 하체 비만으로 고민하다가 지방흡입술을 받았고, 그 결과 일시적으로 체중은 감소했으나 다리가 울퉁불퉁해졌다는 것이었다. 뿐만 아니라 시술 후 상체에도 살이 붙어 상담받던 당시 몸무게가 60kg이었다.

지방흡입술의 부작용이라는 판단이 들었다. 지방흡입술은 병원에서 실시하는 외과적 치료 방법으로, 성공적인 결과를 얻은 사람도 있지만 이와 같은 부작용으로 더 큰 고민을 안게 되는 경우도 있다. B씨의 경우는 무리한 지방흡입술로 신체 조직에 장애가 생겨 혈액 순환이 원활하지 않게 된 경우다. 그로 인해 하체뿐만 아니라 몸 전체에 혈액 순환이 제대로 되지 않아 상체에까지 지방의 축적이 진행된 것이다. B씨는 자신의 신체 변화에 대한 스트레스로 인해 탈모 증상까지 보였다.

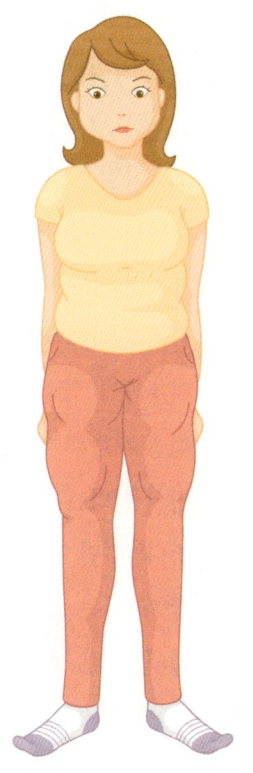

먼저 하체의 독소와 노폐물을 제거하기 위한 마사지와 기타 관리 프로그램을 중점적으로 실시하여 혈액 순환과 신진대사를 도왔다. 식사 관리는 평소 많이 먹는 스타일이 아니었기 때문에 지금까지 식사 형태를 유지하되, 규칙적으로 먹도록 했다. 그 결과 놀랍게도, 한 달 만에 몸무게가 5kg이나 줄었다. 혈액 순환과 신진대사가 원활해진 결과다. 그와 같은 결과가 나오자, 그녀의 심리 상태는 안정을 되찾아 표정까지 밝아졌다.

끝으로, 울퉁불퉁해진 피부 표면을 고르게 하기 위하여 특수 기계 관리를 시행했다. 울퉁불퉁한 몸매와 울퉁불퉁한 마음이 다림질하듯 쫙 펴지는 순간이었다. 그녀는 이와 같은 경험을 토대로 매일매일 더욱 노력해 자기 관리를 생활화했고, 무리하고 극단적인 방법은 이제 꿈도 꾸지 않는 건강 미인이 되었다.

캠퍼스야, 내가 간다! 19세 수험생

수능시험이 끝나고 얼마 지나지 않은 어느 날, C양이 찾아왔다. 그 여학생은 얼핏 보기에도 체격이 우람했다. 아직 졸업하기 전이었지만, 앞으로 펼쳐질 대학 생활에 대한 기대로 한껏 부푼 상태였다.

고3 시절은 정말 지옥 같은 날들의 연속이고, 몸매 관리 측면에서는 매우 좋지 않은 때다. 인생에서 현실적으로 중요한 시기지만, 몸매 관리 측면에서는 온갖 안 좋은 환경과 상황이 펼쳐지는 때이기 때문이다.

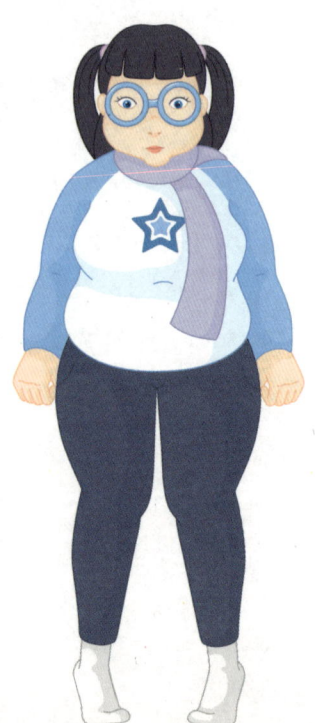

하루 종일 앉아 있다시피 하니 혈액 순환에 문제가 생기고, 점점 부종과 셀룰라이트가 쌓인다. 늦게까지 공부하느라 야식을 먹는 것은 다반사고, 운동을 하자니 1분 1초가 아깝다. 수면 시간도 충분하지 않은 때라, 체력 관리를 위해 할 수 있는 일은 잘 먹는 것밖에 없다. 스트레스는 말할 필요도 없다. 이런 생활이 짧게는 1년, 길게는 3년간 이어진다.

그 결과 수험생이라는 긴 터널을 지나온 여학생들은 어느새 뚱보로 변해 버린 자기를 발견하게 된다. 나를 찾아온 C양도 그랬다. 내일모레면 대학 캠퍼스에서 생활할 자신의 모습을 꿈꾸던 그녀의 몸무게는 무려 85kg이었다. 세부적인 측정 결과 C양은 영양 상태가 매우 좋고, 근육량과 지방량 모두 정상치 이상이었다. 뚱보형, 한마디로 총체적 부실 상태였다. 그러나 관리 측면에서는 이러한 경우가 가장 많은 효과를 볼 수 있다. 흰 도화지에 그림을 그리듯이 새롭게 전체적인 프로그램을 짜고, 한 단계 한 단계 관리하면 반드시 효과를 볼 수 있는 것이다.

먼저 너무 잘 먹고 있는 상태였으므로 식사량을 조금 줄이고, 식사의 질 (내용) 또한 지방 함량과 인슐린 분비가 적은 음식 중심으로 바꿀 것을 권했다. 그리고 지속적으로 푸드 다이어리를 체크했다. 시험이 끝나고 갑자기 시간이 많다 보니 친구들과 노는 시간이 늘어날 것으로 판단하여, 간식과 열량이 많은 음료의 섭취를 제한하도록 했다.
다음은 활동량을 늘려 칼로리 소비를 늘리는 계획을 수립했다. 방법은 운동 관리. C양은 그동안 고기 등 동물성 단백질을 많이 섭취하여 근육량이 상당히 많은 상태였다. 따라서 근육이 강화되는 운동은 자제하고, 달리기나 줄넘기, 수영 등을 하길 권했다.
래핑과 기계 관리 측면에서는 전체적으로 체지방이 많은 상태이므로, 체지방을 줄이는 데 주력했다. 저주파 등의 자극으로 셀룰라이트를 깨뜨려 쉽게 배출되도록 했으며, 마사지로 하체의 혈액 순환과 신진대사를 돕고, 근육의 에너지 소비를 활성화하여 축적된 지방의 소비를 촉진했다. 가장 중점적으로 사용한 것은 저온 래핑으로 체온을 2℃ 정도 낮추어 C양의 몸에 축적된 지방의 연소를 촉진하는 방법이었다.

5개월 뒤 C양의 몸무게는 무려 12kg이 줄었다. 이 경우 역시 중요한 것은 체중이 아니라 체지방이다. C양은 집중적인 관리로 체지방이 10kg 줄었고, 근육량도 2kg 줄었다. 아직 완벽한 건강 미인은 아니지만, 이제 학생에서 성인이 된 그녀는 많은 자신감을 얻었다. 그리고 생활 습관의 변화를 통해 건강 미인의 길로 다가가고 있다.

무늬만 건강 미인, 35세 주부

어느 날 아리따운 여성이 나를 찾아왔다. D씨는 두 아이의 엄마지만 168cm에 50kg으로, 몸매 관리를 비교적 잘 하는 사람으로 보였다. 그러나 상담을 하고 D씨를 가까이에서 측정해보니 그게 아니었다. 그녀는 몸매는 늘씬했지만 탄력 측면에서는 형편없었던 것이다. 특히 복부는 출산 후의 탄력 저하로 주름이 많이 잡혀 있었다. 늘씬하지만 탄력이 없는 '단순 미인형'이었다.

이와 같은 경우는 몸매에 탄력을 주는 관리를 통해 건강 미인이 될 수 있다. 그런데 정밀하게 진단해보니 D씨의 피부는 악건성이고, 성격도 다소 예민한 경향이 있었다. 몸도 예민, 마음도 예민한 경우였다.
심리적인 안정에 주력하며 전체적인 몸매에 탄력을 주는 관리와 피부의 보습 효과를 줄 수 있는 관리를 병행했다.
나는 D씨의 경우를 보면서 마음 관리의 중요성을 다시 한번 깨달았다. 실제로 최근에는 스트레스와 심리적 불안이 우리 몸에 미치는 영향을 과학적으로 검증한 연구 결과들이 많이 나왔다. 몸매 관리 측면에서 영향이 있음은 물론이다. 이와 같은 사실을 이해시키기 위해 우리 몸에서 일어나는 호르몬의 변화 등을 설명하는 것은 그리 중요하지 않다. 일체유심조一切唯心造라는 말이 있듯이, 많은 사람들이 몸이나 세상사의 모든 것에 마음의 영향이 크다는 것을 이미 알고 있기 때문이다. D씨의 경우도 가장 먼저 심리적 안정을 도모함으로써 점차 피부 탄력이 좋아지고, 윤기가 돌기 시작했다.

식사 관리 측면에서는 탄력 강화를 위해 식사량을 늘리지 않더라도 단백질 중심의 식사를 할 것을 권했다. 근육의 질이 좋아진 다음에는 가벼운 아령 들기 등 근육을 강화하는 운동을 규칙적으로 하게 했다.
래핑 관리에 있어서는 지방의 연소를 촉진하는 저온 래핑법보다는 몸매에 탄력을 주는 성분인 콜라겐과 엘라스틴이 함유된 제제를 사용하는 고온 래핑법을 시도했다.
또 집에서 샤워할 때 더운물 사용을 금했다. 더운물로 샤워할 경우 체내의 수분이 배출되어 피부가 건조해질 수 있기 때문이다. 미지근한 물로 샤워하고, 지속적으로 보습제를 바르게 했다.

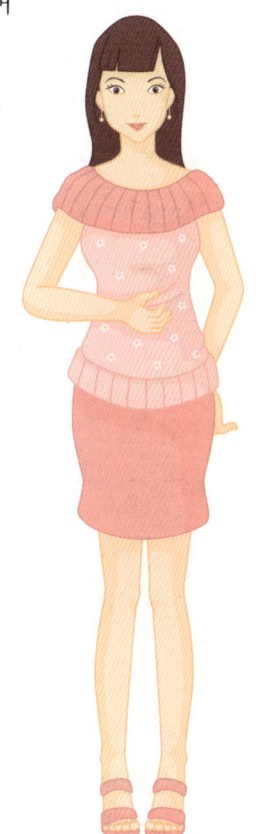

그와 같은 관리 결과 D씨는 근육량이 늘어나고, 몸매의 탄력이 강화되어 건강 미인의 반열에 올라서게 되었다. 심리적으로도 안정을 찾은 상태라, 즐거운 하루하루를 보내는 완벽한 건강 미인이 된 것이다.

부록 3_ 식품별 칼로리, 제대로 알고 가려 먹자

주요 음식별 칼로리를 알아보고, 자신의 섭취 칼로리를 체크해보자. 다음의 표들은 우리나라 여성들이 주로 먹는 음식들의 평균적인 칼로리다. 자신이 찾는 음식의 칼로리가 나와 있지 않은 경우는 유사한 음식의 칼로리로 비교하면 된다. 중요한 것은 음식별 칼로리를 파악하고, 자신의 섭취 칼로리를 적절히 조절하는 것이다. 그러나 수많은 음식의 칼로리를 모두 외우는 것이 그리 쉬운 일이 아니며, 기준량과 조리법에 따라 칼로리에 약간씩 차이가 난다. 대략적인 음식군의 칼로리가 어느 정도고, 그중 칼로리가 적은 음식과 유달리 칼로리가 높은 음식을 기억할 수 있다면 일단 성공적이라 할 수 있을 것이다.

● 밥류

종류	기준량	열량(kcal)	종류	기준량	열량(kcal)
쌀밥	1인분	300	찰밥	1인분	350
김치볶음밥	1인분	650	오므라이스	1인분	700
보리밥	1인분	300	비빔밥	1인분	550
자장밥	1인분	650	카레라이스	1인분	800
콩밥	1인분	300	콩나물밥	1인분	350
잡탕밥	1인분	600	김밥	1인분	500
오곡밥	1인분	300	볶음밥	1인분	750
잡채밥	1인분	600	생선초밥	1인분	350

쌀밥과 같은 일반적인 밥류는 보통 1인분에 300kcal 정도지만, 볶음밥과 같은 요리 밥류는 기름 등 재료들이 포함되어 1인분에 600~800kcal의 높은 열량을 내므로 주의해야 한다.

● 죽류

종류	기준량	열량(kcal)	종류	기준량	열량(kcal)
흰죽	1인분	200	야채죽	1인분	250
단팥죽	1인분	350	호박죽	1인분	250
닭죽	1인분	650	게살죽	1인분	250
잣죽	1인분	350	전복죽	1인분	200

죽류는 밥에 비해 수분이 많아 상대적으로 열량이 적다. 그러나 닭죽은 닭고기의 단백질과 기타 지방 성분이 함유되어 650kcal로 쌀밥의 2배 정도 열량을 내므로, 가볍게 생각해선 안 된다.

● 면류와 기타 분식

종류	기준량	열량(kcal)	종류	기준량	열량(kcal)
비빔국수	1인분	450	칼국수	1인분	600
라면	1인분	550	우동	1인분	450
콩국수	1인분	550	닭칼국수	1인분	750
떡국	1인분	600	떡볶이	1인분	500
비빔냉면	1인분	450	자장면	1인분	700
만둣국	1인분	550	라볶이	1인분	550
회냉면	1인분	550	짬뽕	1인분	660
물만두	1인분	400	장터국수	1인분	400
물냉면	1인분	450	메밀국수	1인분	300
수제비	1인분	400			

면류는 대부분 400~700kcal인데, 재료 구성에 따라 쌀밥의 2배 이상 높은 열량을 내는 경우가 있으므로 주의해야 한다.

● 국, 찌개와 탕류

종류	기준량	열량(kcal)	종류	기준량	열량(kcal)
된장국	1인분	100	콩나물국	1인분	50
된장찌개	1인분	150	삼계탕	1인분	750
알탕	1인분	150	북어국	1인분	150
김치찌개	1인분	150	설렁탕	1인분	250
뭇국	1인분	50	동태국	1인분	150
부대찌개	1인분	250	오이냉국	1인분	50
미역국	1인분	100	순두부찌개	1인분	250
육개장	1인분	200	미역냉국	1인분	50
달걀국	1인분	50	콩비지찌개	1인분	150
갈비탕	1인분	450	곱창전골	1인분	200

국, 찌개, 탕류는 대부분 쌀밥과 함께 먹는 음식이다. 찌개류와 국류의 칼로리는 보통 200kcal 미만으로, 쌀밥과 같이 먹어도 전체 칼로리가 500kcal 정도다. 하지만 갈비탕, 삼계탕과 같은 탕류는 탕에 포함된 육류로 인해 그 자체의 칼로리가 다른 국이나 찌개류에 비해 상당히 높다. 따라서 갈비탕에 밥 한 그릇을 뚝딱 말아서 먹는 경우는 다른 식단과 고려하여 열량 섭취를 조절해야 한다.

● 부침과 구이류

종류	기준량	열량(kcal)	종류	기준량	열량(kcal)
해물파전	1인분	250	갈치구이	1인분	100
삼치구이	1인분	150	녹두빈대떡	1인분	200
호박전	1인분	100	조기구이	1인분	100
꽁치구이	1인분	150	고추전	1인분	150
부추전	1인분	150	황태구이	1인분	200
가자미구이	1인분	100	동그랑땡	1인분	250
김치전	1인분	200	달걀말이	1인분	100

부침과 구이류의 칼로리는 대부분 200kcal 미만으로 그리 높지는 않으나, 반찬으로 먹는 경우가 많으므로 과식하지 않도록 주의한다.

● 튀김류

종류	기준량	열량(kcal)	종류	기준량	열량(kcal)
오징어튀김	1인분	200	딤섬	1인분	200
탕수육	1인분	350	닭튀김	1인분	350
야채튀김	1인분	150	군만두	1인분	300
깐풍기	1인분	300	고구마튀김	1인분	200
새우튀김	1인분	200	다시마부각	1인분	150

튀김류는 기본적으로 기름이 많이 들어가 다른 찬류에 비해 칼로리가 높은 편이다. 몸매를 생각한다면 튀김류는 경계, 또 경계해야 한다.

• 볶음과 조림류

종류	기준량	열량(kcal)
멸치볶음	1인분	100
김치볶음	1인분	150
미역줄기볶음	1인분	70
제육볶음	1인분	200
오징어채볶음	1인분	200
쇠고기장조림	1인분	150
두부조림	1인분	130

종류	기준량	열량(kcal)
연근조림	1인분	60
갈치조림	1인분	150
달걀장조림	1인분	70
우엉조림	1인분	100
콩자반	1인분	100
불고기	1인분	200
닭매운찜	1인분	500

볶음과 조림류는 조리 과정에 기름이 들어가므로, 다른 찬류에 비해 칼로리가 높은 편이다. 또, 고소한 기름 냄새와 짭짤한 맛 때문에 손이 많이 가기 마련이다. 과다하게 섭취하지 않도록 주의하자.

• 나물과 무침류

종류	기준량	열량(kcal)
숙주나물	1인분	30
애호박나물	1인분	40
가지나물	1인분	50
시금치나물	1인분	50
도라지나물	1인분	80
잡채	1인분	200
시래기나물	1인분	50
고사리나물	1인분	40
취나물	1인분	40

종류	기준량	열량(kcal)
오이무침	1인분	50
무말랭이무침	1인분	60
미나리무침	1인분	30
콩나물무침	1인분	40
도토리묵무침	1인분	60
해파리냉채	1인분	100
무생채	1인분	30
마늘종장아찌	1인분	80

나물과 무침류는 잡채를 제외하면 대부분 열량이 적으므로, 다른 찬류보다 많이 먹는 것이 좋다.

● 기타 찬류

종류	기준량	열량(kcal)	종류	기준량	열량(kcal)
배추김치	1인분	20	게장	1인분	50
동치미	1인분	10	열무김치	1인분	20
백김치	1인분	10	창란젓	1인분	20
오징어젓	1인분	10	깍두기	1인분	40
나박김치	1인분	10	어리굴젓	1인분	20
명란젓	1인분	20	오이소박이	1인분	40
총각김치	1인분	30			

기타 찬류 중 우리나라의 대표 음식인 김치류는 열량이 매우 낮은 편이고, 섬유질 및 비타민 함량이 많으므로, 즐겨 먹을수록 몸매 미인에 가까워진다.

● 양식과 중식류

종류	기준량	열량(kcal)	종류	기준량	열량(kcal)
안심스테이크	1인분	500	햄버그스테이크	1인분	600
스파게티	1인분	600	야채수프	1인분	90
비프가스	1인분	600	생선가스	1인분	600
피자	1인분	300	크림수프	1인분	100
돈가스	1인분	700	양장피	1인분	450
라자냐	1인분	300	팔보채	1인분	350

양식과 중식은 기본적으로 동물성 단백질 함량이 많고, 기름을 사용하여 칼로리가 높은 편이다. 특히 여성들이 좋아하는 스파게티도 600kcal 정도로 열량이 높은 편이니 주의한다.

● 인스턴트식품과 패스트푸드류

종류	기준량	열량(kcal)	종류	기준량	열량(kcal)
햄버거	1인분	250	더블버거	1인분	500
너겟	1인분	250	핫도그	1인분	300
치즈버거	1인분	300	프렌치프라이	1인분	200
콘샐러드	1인분	150	참치통조림	1인분	450
치킨버거	1인분	400	애플파이	1인분	250
햄샌드위치	1인분	350	레토르트짜장	1인분	200
피시버거	1인분	450	어니언링	1인분	300
콘플레이크	1인분	150	레토르트카레	1인분	200

패스트푸드는 종류에 따라 칼로리가 천차만별이다. 이중 햄버거류의 열량은 300~500kcal로 쌀밥 한 공기보다 열량이 높다.

● 과자와 간식류

종류	기준량	열량(kcal)	종류	기준량	열량(kcal)
에이스	1상자	800	제크	1상자	500
초콜릿	1개	300	오징어	1마리	350
새우깡	1봉지	450	콘칩	1봉지	500
슬라이스 치즈	1장	65	땅콩	한 움큼	300
썬칩	1봉지	450	감자칩	1봉지	550
슬라이스 햄	1장	50	팝콘	1봉지	400

무심코 먹는 과자나 마른안주는 생각보다 고칼로리인 경우가 많으므로 주의한다. 예를 들어 땅콩 한 움큼이 밥 한 공기와 열량이 같다.

● 과일과 야채류

종류	기준량	열량(kcal)	종류	기준량	열량(kcal)
배	1개	150	포도	1송이	150
감	1개	100	깻잎	10장	10
사과	1개	150	토마토	1개	50
복숭아	1개	100	상추	10장	20
오렌지	1개	100	방울토마토	20개	50
바나나	1개	100	셀러리	3대	20
멜론	1/4개	100	자두	2개	50
오이	1개	50	양상추	1/2통	30
귤	1개	50	딸기	10개	90
당근	1개	30	양파	1개	50
키위	1개	50	수박	2쪽	50
고구마	1개	150	풋고추	10개	20
참외	1개	100	파인애플	2쪽	50
감자	1개	100	버섯	5개	30

과일과 야채류는 비교적 칼로리가 낮은 편이다. 하지만 과일에는 당분이 함유되어 있기 때문에 한 개당 100~150kcal가 나오는 경우도 있다. 따라서 사과나 배를 두 개 먹으면 쌀밥 한 공기와 같은 열량을 섭취하게 된다. 과일은 무작정 먹어도 괜찮다는 편견은 버리고 볼 일이다.

● 소스와 조미료류

종류	기준량	열량(kcal)	종류	기준량	열량(kcal)
사우전아일랜드드레싱	1큰술	120	마가린	1큰술	100
참기름	1큰술	100	마요네즈	1큰술	120
프렌치 드레싱	1큰술	120	된장	1큰술	40
식용유	1큰술	100	케첩	1큰술	20
머스터드 소스	1큰술	70	고추장	1큰술	40
꿀	1큰술	70	딸기잼	1큰술	60
버터	1큰술	100	간상	1큰술	10
스테이크 소스	1큰술	30	땅콩버터	1큰술	100

샐러드에 곁들이는 소스류를 가볍게 봐서는 안 된다. 소스류 중 기름을 원료로 하는 것은 1큰술에 100kcal가 넘기 때문이다. 마요네즈나 프렌치 드레싱 등 소스를 듬뿍 뿌려 먹는 것은 식용유를 몇 숟가락 떠먹는 것과 마찬가지다. 가능하면 샐러드엔 케첩이나 간장 소스 등 지방 성분이 없는 소스를 뿌려 먹도록 한다.

● 빵류

종류	기준량	열량(kcal)	종류	기준량	열량(kcal)
식빵	1쪽	100	팥빵	1개	250
크루아상	1개	350	초코케이크	1조각	400
크림빵	1개	240	카스텔라	1개	320
도넛	1개	300	머핀	1개	300
곰보빵	1개	300	베이글	1개	210
치즈케이크	1조각	330	마늘바게트	1개	200

아무 경계심 없이 간식으로 먹는 빵 한 개, 케이크 한 조각이 밥 한 공기
와 맞먹는 칼로리를 가지고 있으므로 주의해야 한다.

● 음료, 차와 주류

종류	기준량	열량(kcal)	종류	기준량	열량(kcal)
콜라	1캔	120	당근주스	1병(小)	50
두유	1팩	120	맥주	1잔(200cc)	80
다이어트콜라	1캔	5	토마토주스	1병(小)	50
요구르트	1병	80	매실주	1잔(50cc)	80
사이다	1캔	100	파인애플주스	1병(小)	130
커피	1잔	40	청주	1잔(50cc)	50
환타	1캔	150	포도주스	1병(小)	130
카푸치노	1잔	80	소주	1잔(50cc)	70
아이스티	1캔	100	우유	1팩	120
코코아	1잔	100	포도주	1잔(150cc)	70
이온음료	1캔	80	초코우유	1팩	170
홍차	1잔	5	샴페인	1잔(150cc)	40
식혜	1캔	100	바나나우유	1팩	170
녹차	1잔	5	위스키	1잔(50cc)	110
오렌지주스	1병(小)	100	칵테일	1잔(150cc)	200
우롱차	1잔	5			

음료와 차에도 열량이 존재한다. 몸매 관리를 위해서라면 식후에 커피나
카푸치노보다는 녹차를 마시는 것이 좋다. 그리고 칵테일은 다른 주류보
다 알코올 함량이 적고 맛있어 여러 잔 마시기 일쑤인데, 열량이 높으므
로 주의한다.

탄력있는 몸의 완성

바디디자인

이정진 지음

1판 1쇄 인쇄 / 2004. 4. 7.
1판 1쇄 발행 / 2004. 4. 12.

발행처 / Human & Books
발행인 / 하응백
출판등록 / 2002년 6월 5일 제2002-113호

서울특별시 종로구 경운동 88 수운회관 1205호
마케팅부 6327-3537, 편집부 6327-3535, 팩시밀리 6327-5353
이메일 / hbooks@empal.com

기획 / 한성출판기획 www.ibook4u.co.kr

값은 표지에 있습니다.

ISBN 89-90287-36-7 13690